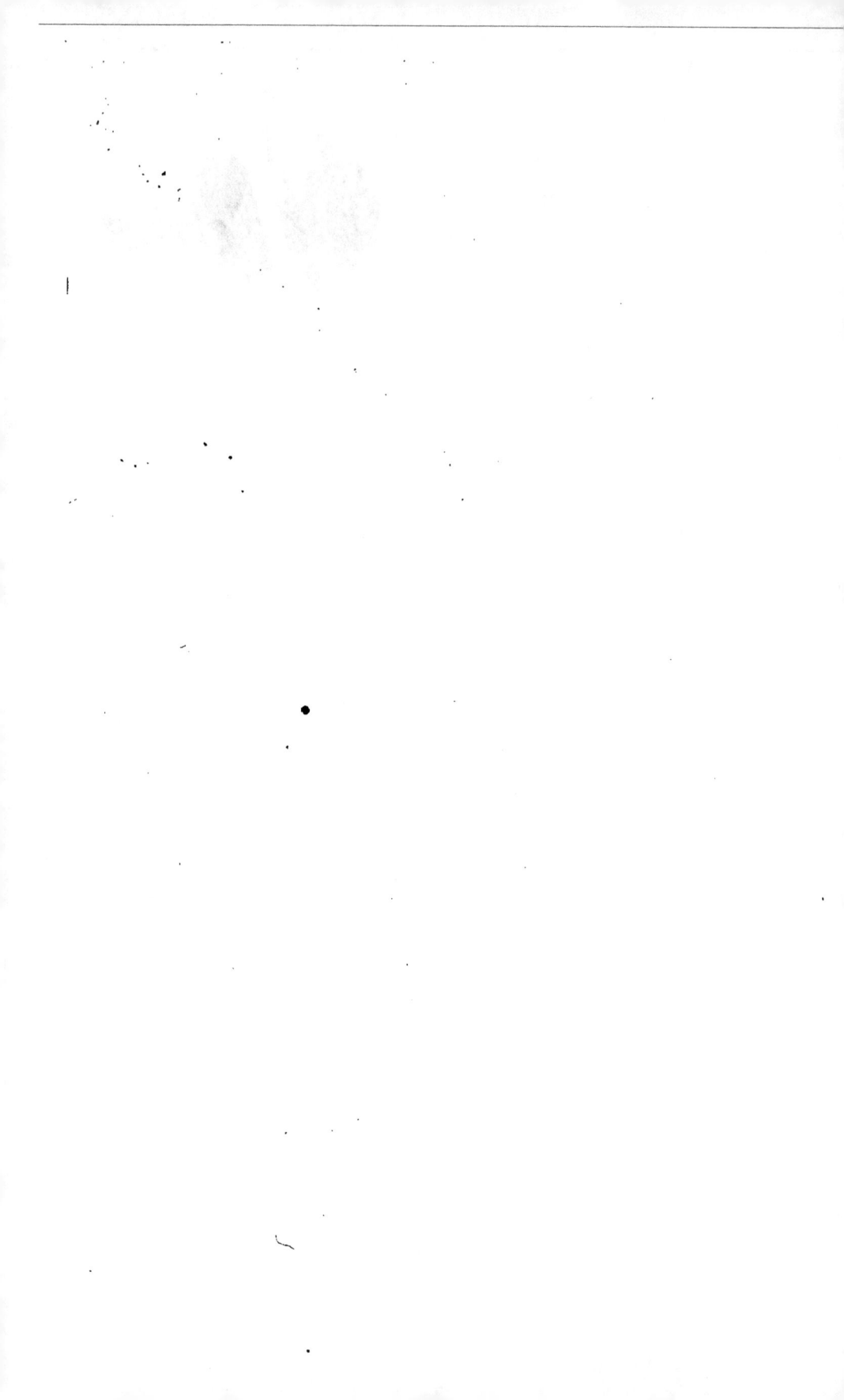

ESSAI

SUR

LA RÉACTION DE L'URINE

Tb 25

LYON - IMP PITRAT AINÉ, RUE GENTIL, 4.

LABORATOIRE DE CLINIQUE MÉDICALE DE LA FACULTÉ DE MÉDECINE DE LYON

ESSAI

SUR

LA RÉACTION DE L'URINE

PAR

LE DOCTEUR A. FUSTIER

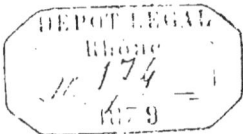

PARIS

V. ADRIEN DELAHAYE ET Cᴱ, LIBRAIRES-ÉDITEURS
PLACE DE L'ÉCOLE-DE-MÉDECINE

1879

AVANT-PROPOS

« C'est dans le sang et les liquides qui en dérivent, que la physiologie trouve la plupart des conditions pour l'accomplissement des actes physico-chimiques de la vie ; et c'est dans l'altération de ces mêmes liquides que la médecine cherche les causes d'un grand nombre de ma ladies. »

Il est superflu que nous développions cette vérité exprimée par Cl. Bernard, et que nous cherchions à faire ressortir l'importance des sciences physico-chimiques pour l'interprétation rationnelle des phénomènes intimes s'accomplissant au sein des tissus vivants. Il est inutile de démontrer, car bien d'autres l'ont fait avant nous, que l'analyse de l'excrétion urinaire peut apporter la plus vive lumière sur les termes exacts des conflits chimiques qui se passent dans l'organisme.

Dans le modeste travail que nous présentons à l'indulgence de nos juges, nous avons abordé un point particulier de la chimie de cette excrétion.

L'urine est normalement acide. Quelles sont les variations de cette acidité dans les diverses conditions physiologiques et pathologiques? Quelle est l'interprétation logique de ces variations? Les phénomènes généraux de l'économie en reçoivent-ils quelque éclaircissement? Tels sont les divers points qui ont fait l'objet de notre dissertation.

Un premier chapitre est consacré aux procédés chimiques mis en œuvre pour évaluer l'acidité de l'urine. Nous avons discuté longuement la valeur du dosage acidimétrique, afin de n'en tirer plus tard que des conclusions vraies et sages.

Un second chapitre se rapporte aux modifications de l'acidité de l'urine dans quelques conditions physiologiques. Là nous avons obtenu des faits en contradiction avec ceux qui semblaient acquis à la science sur l'autorité de savants connus. La méthode rigoureuse que nous avons apportée dans nos recherches, les scrupules avec lesquels nous avons dirigé nos investigations, nous sont un garant de l'exactitude de nos observations.

Un troisième chapitre a trait à l'influence de quelques médicaments et de certains états morbides sur la réaction de l'urine. Là, comme précédemment, nos faits personnels parfois concordent avec ceux des auteurs, et d'autres fois s'en éloignent.

Ajoutons que nos recherches ont porté sur de nombreux points négligés par les auteurs.

Nous terminons par des conclusions : en quelques lignes, nous rappelons les points indiscutables, nous cherchons à expliquer les divergences qui règnent entre nous et d'autres expérimentateurs. En un mot, nous présentons une sorte d'élaboration des faits, en donnant aux conceptions théoriques la portée que nous dictait une sage réserve.

Nous ne terminerons pas ces considérations générales sur le plan de notre travail, sans adresser nos témoignages de vive reconnaissance à M. le professeur Lépine, qui nous a inspiré nos recherches et les a constamment guidées dans son laboratoire ouvert à tous les travailleurs.

Nous remercions également M. le professeur agrégé Paul Cazeneuve des renseignements chimiques qu'il a bien voulu nous donner. Notre premier chapitre est la reproduction aussi fidèle que possible des idées qu'il a professées l'an dernier dans son cours de la Faculté.

Notre travail, exécuté sous les auspices de ces maîtres, a emprunté également au bienveillant concours de camarades dévoués. Que nos amis M. Garin, chef du laboratoire de la Charité et M. Léon Blanc, interne des hôpitaux, reçoivent particulièrement nos remerciements sincères pour l'empressement avec lequel ils ont collaboré à plusieurs de nos expériences.

ESSAI

sur

LA RÉACTION DE L'URINE

HISTORIQUE

Nous croyons utile, avant d'entrer en matière, de rappeler les essais tentés par divers expérimentateurs sur la réaction des urines.

Quatre ou cinq noms se rattachent à cette étude. Delavaud, en 1851, présente à la Société de Biologie un Mémoire intitulé : *Recherches sur les variations de l'acidité de l'urine aux différentes émissions du jour.* Plongeant un papier de tournesol sensible dans l'urine à diverses périodes de la journée, il constate que les repas augmentent l'acidité et que l'urine est neutre ou alcaline chez lui-même de six heures du matin à onze heures. Il croit qu'il existe un minimum d'acidité à onze heures du soir. Les observations de Delavaud sont incomplètes et très approximatives.

M. Byasson, en 1872 *(Études sur les causes de la réaction acide de l'urine normale chez l'homme, et de ses variations)*, trouve l'urine très acide après le sommeil. L'urine de la matinée, d'après lui, serait moins acide. L'urine d'après le repas serait neutre ou peu acide.

Bence Jones, cité par Golding Bird, dit également que l'urine est neutre ou alcaline après les repas. Il pense que l'acidité est uniforme pendant l'abstinence. Nisseron (thèse de Paris, 1869) reconnaît l'urine alcaline pendant l'abstinence.

Après le travail musculaire, Byasson trouve l'acidité de l'urine augmentée. Klüpfell *(Med. chem. Untersuchungen herausgegeben, v. Hoppe Seyler; Heft 3)*, comparant trois jours de repos à trois jours d'exercice musculaire, a également rencontré dans ce dernier cas une augmentation d'acidité notable. Sawicki n'a trouvé aucune influence appréciable pour le travail musculaire. Ch. Robin dit que les exercices violents rendent l'urine alcaline par les alcalis fixes. Il en est de même pour Legué.

Andral et Ch. Robin disent que l'urine est plus acide après la diaphorèse.

Après le bain, l'urine serait alcaline, d'après Homolle *(Union médicale*, 1853), Hébert et Ch. Robin.

Au point de vue de l'action médicamenteuse, on a expérimenté les acides et les sels alcalins, surtout Vohler, Ralfe *(Lancet*, 1878).

Bence Jones prétend que le sesquicarbonate à haute dose augmente l'acidité de l'urine, ce que Beneke avait annoncé en 1854 pour le bicarbonate de soude.

Ralfe croit remarquer que, donnés une heure avant

chacun des deux repas, 3 grammes de bicarbonate de potasse diminuent l'acidité de l'urine, mais l'augmentent le lendemain. Si le bicarbonate de potasse est pris après le repas, l'acidité diminue le lendemain.

L'urine serait alcaline dans certains troubles de l'innervation, dans la chlorose (Icery, thèse de Paris, 1854). D'après Gubler, l'urine de la convalescence serait al-caline.

La plupart des auteurs s'accordent à reconnaître que dans les maladies aiguës l'acidité relative serait augmentée, tandis que l'acidité totale des 24 heures serait diminuée. (Armand Gautier, *Traité de chimie appliquée à la physiologie et à l'hygiène*, p. 352.)

Dans les quelques lignes qui précèdent nous avons passé en revue les opinions variables, souvent contradictoires, émises par les auteurs sur la réaction de l'urine dans les divers états de l'organisme. Nous n'avons pas insisté longuement et surtout nous nous sommes gardé de formuler une appréciation, nous réservant, après l'exposé de nos expériences, de faire les critiques qui nous paraissent fondées. Pour l'instant, nous nous bornons à faire toucher du doigt le caractère incomplet des renseignements que la science possède sur la réaction des urines, et les contradictions souvent frappantes qui subsistent entre les auteurs, afin de démontrer que de nouvelles expériences étaient nécessaires. Nous les avons tentées. Puissions-nous avoir contribué pour une part tant faible soit-elle aux progrès de la science !

CHAPITRE PREMIER

DE L'ACIDITÉ DE L'URINE. — DES MOYENS CHIMIQUES POUR L'APPRÉCIER
DE LA VALEUR DU DOSAGE DE CETTE ACIDITÉ

Si l'on plonge un papier de tournesol sensible dans l'urine humaine à diverses périodes de la journée, dans les conditions physiologiques, on remarque qu'il accuse des degrés d'acidité variables. Dans les divers états pathologiques, ces différences de réaction sont également tranchées.

Assurément cette excrétion de matériaux acides en plus ou moins grande quantité, soumise à une analyse chimique approfondie, ne laisserait pas d'avoir une portée physiologique considérable. Connaissant en effet la nature des acides excrétés, ayant une mesure de la quantité respective de ces acides rendus dans les divers états physiologiques et pathologiques, les plus hautes inductions scientifiques se rattacheraient à ces résultats.

Diverses tentatives ont été faites pour préciser la nature des acides qui donnent à l'urine sa réaction. Si nous remontons jusqu'à Fourcroy, nous voyons que ce chimiste attribuait à l'acide acétique la réaction acide des urines ; Berzélius l'attribuait à l'acide lactique, opinion que quelques auteurs professent encore. D'autres chimistes, comme Quévenne, admettent qu'on a affaire à l'acide urique libre. Byasson a décrit un urophosphate de soude à réaction acide. Tudichum voit dans l'urine l'acide cryptophanique libre. Beaucoup d'auteurs (Liebig, Lehmann) reconnaissent dans l'urine de l'acide hippurique libre. Ajoutons de l'acide carbonique toujours en petite quantité dissous dans l'urine, nous aurons là le tableau à peu près complet des opinions émises sur ce point délicat d'analyse chimique. Mais il faut dire que la majorité des hommes de science se rattache aujourd'hui à cette idée de Liebig, que l'urine, dans les conditions normales, doit son acidité à du phosphate acide de soude. M. Paul Cazeneuve a fait quelques recherches à ce sujet qui le confirment dans cette dernière opinion.

Ces auteurs ont peut-être tous un peu raison au milieu de leurs divergences. Il est fort possible qu'une urine fébrile par exemple contienne simultanément du phosphate acide de soude, de l'acide hippurique libre, de l'acide lactique libre. En admettant que la présence de l'acide acétique libre dans l'urine, comme le voulait Fourcroy, ne soit pas justifiée, nous sommes tenté d'admettre que cet urophosphate de Byasson existe dans les conditions normales, ainsi que l'acide cryptophanique de Thudichum. Dans tous les cas, il n'est pas douteux que lorsque de nouveaux moyens d'investigation permettront de jeter le jour d'une façon définitive sur cette composition intime de l'urine, la biologie générale en tirera le plus grand profit.

Mais nous n'avons pas voulu nous aventurer sur ce terrain de la chimie analytique. Nous nous sommes proposé de faire l'évaluation de ces acides par la méthode alcalimétrique, suivant en cela une série d'auteurs dont nous avons rappelé les travaux dans notre historique. Assez d'expérimentateurs avant nous ont développé l'importance de cette évaluation pour que nous n'y revenions pas longuement. Qu'un acide quelconque apparaisse dans l'urine, par exemple sous une influence pathologique ou physiologique, qu'en résulte-t-il, chimiquement parlant ? Une rupture d'équilibre entre la répartition des bases et des acides de l'urine. Il n'est pas d'acide, comme l'a dit M. Maly [1], qui ne puisse déplacer partiellement un autre acide de ses combinaisons, de telle sorte, par exemple, que l'apparition de l'acide hippurique libre dans l'urine peut déterminer la formation d'un phosphate acide monobasique aux dépens d'un phosphate bibasique alcalin. L'acide urique peut jouer le même rôle, sans parler de l'action inverse des acides sur les urates, qui peut mettre en liberté de l'acide urique. On sait en effet que certaines urines en présentent à l'état de sédiment, sous forme cristallisée. Il est donc difficile et presque superflu de déterminer si un acide est totalement libre ou partiellement combiné.

Mais le dosage brut des acides de l'urine, qui ne préjuge en rien de la nature de ces acides, ni de leur état de combinaison partielle s'ils sont polybasiques comme l'acide phosphorique, offre à lui seul une portée générale. La

---

[1] Voir Revue critique sur les bases et les acides de l'organisme, dans la *Revue mensuelle de médecine et de chirurgie*, par M. Paul Cazeneuve 1878).

chimie nous apprend en effet que les corps acides appa-
raissent comme terme d'une oxydation avancée. Comment
l'économie animale à travers ses diverses phases physio--
logiques et pathologiques traduit-elle ces données fon-
damentales de la chimie générale? Tout le problème se
résume en cette question posée. Nous verrons dans les
chapitres suivants nos recherches personnelles dans cette
voie.

Comment opérer pratiquement ce dosage de l'acidité
totale de l'urine? Quelle est la valeur vraie de cette évaluation? Nous allons étudier en détail ces points importants.

On ne peut pas pratiquer un dosage direct dans l'urine
comme on le ferait pour un dosage alcalimétrique ordinaire. La matière colorante de l'urine ou plutôt les matières colorantes, souvent très abondantes, comme dans
les maladies, ne permettent pas de saisir les variations
de teinte du tournesol, passant du rouge au bleu par addition de liqueur alcaline titrée. Avec Mohr, la plupart
des auteurs conseillent de prendre du papier blanc collé
qui n'a pas été blanchi au chlore, de tremper ce papier
blanc dans de la teinture de tournesol sensible, de lais-
ser sécher. Avec un pinceau trempé dans une solution
acide étendue on décrit des bandes équidistantes sur ce
papier de tournesol bleu. Au contact de ce pinceau im-
prégné d'acide étendu le tournesol rougit, de telle sorte
qu'on a finalement des bandes alternatives de tournesol
rouge et bleu. Avec une plume d'oie ou un objet mousse
quelconque, on tirera des traits sur ce papier réactif en
ayant soin que ces traits portent à la fois sur une bande
bleue et sur une bande rouge.

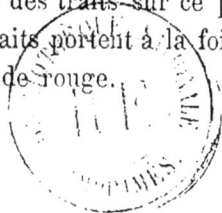

Lorsque les acides de l'urine seront saturés, le trait n'apportera aucun changement dans la teinte des deux bandes.

La teinture de tournesol sensible doit être faite suivant les indications de M. Berthelot. Une simple décoction de tournesol en pains du commerce ne peut servir à cet usage ; elle contient toujours un excès de chaux et par suite offre par elle-même une alcalinité tranchée qui s'oppose à toute précision dans un dosage acidimétrique. Cette liqueur de tournesol calcaire, alcaline, est traitée par l'acide sulfurique jusqu'à réaction nettement acide. On porte à l'ébullition, on ramène au bleu par l'eau de baryte, on fait passer un courant d'acide carbonique ; on porte à l'ébullition, on filtre, on ajoute un peu d'alcool.

Nous n'avons pu trouver du papier blanc collé non blanchi au chlore. Nous avons préféré opérer tout simplement avec du papier de Berzélius trempé dans de la teinture de tournesol sensible.

Comme liqueur alcalimétrique nous avons pris une solution étendue de potasse pure exempte de carbonate de potasse. Byasson s'est servi dans ses recherches d'une solution contenant 0,01 de potasse anhydre par centimètre cube. La solution de Mohr est de 0,031 par centimètre. Nous avons employé, pour donner plus de précision à nos résultats, une solution plus étendue, afin d'apprécier la richesse des urines, même faiblement acides. Nous avons préféré la potasse aux autres bases alcalines, pensant avec la plupart des auteurs que son titre change moins facilement. Il faut avoir soin de prévenir toute carbonatation de la potasse qui ne permettrait plus un dosage acidimétrique précis à froid. L'acide carbonique mis en liberté par la saturation de l'alcali réagirait sur le tournesol au point de troubler les résultats.

Voici comment nous opérons. Nous prenons 50 à 100^{cc} d'urine. Avec un agitateur effilé à l'extrémité, nous portons une goutte de cette urine sur notre papier de tournesol sensible. Notre solution titrée, contenue dans une burette de Mohr, est versée dans l'urine. De temps en temps, après agitation, nous portons encore une faible goutte de l'urine partiellement saturée sur le papier réactif, jusqu'à ce que nous ayons une teinte sensiblement neutre.

L'urine se trouble à l'approche de cette neutralité. Ce sont les phosphates terreux tribasiques insolubles qui se précipitent. Primitivement solubles à l'état de phosphates acides, ils deviennent phosphates tribasiques insolubles par suite de l'addition progressive de la potasse. Nous reviendrons tout à l'heure sur ce fait, qui a une portée considérable au point de vue de l'interprétation vraie de nos résultats acidimétriques obtenus.

Comme précaution générale, il faut éviter d'opérer à la lumière artificielle. Il est difficile en effet d'apprécier les teintes de transition avec des lumières différentes de la lumière solaire.

Autre précaution. Il faut apprécier la réaction de l'urine sur le papier aussitôt la goutte posée. Si l'on attend la dessiccation de la goutte avant de noter la teinte obtenue, le résultat est tout différent. Une goutte d'urine qui donne une teinte neutre donne presque toujours une teinte franchement rouge après dessiccation. On a donné une explication rationnelle de ce fait, en disant qu'il préexiste dans l'urine ou qu'il se forme, par suite de la saturation progressive, un phosphate bibasique alcalin de soude et d'ammoniaque. Par suite de la dessiccation, l'ammoniaque se dégagerait en même temps que du phosphate-acide de soude restant comme résidu influerait sur la teinte bleue du tournesol.

En suivant rigoureusement les indications précédentes est-on à l'abri de toute cause d'erreur? a-t-on les moyens d'arriver à un résultat absolument exact? hâtons-nous de dire que le résultat obtenu n'est toujours qu'approximatif. Ce n'est que dans des limites assez larges qu'il faut accorder une signification aux données obtenues. La raison en est d'abord qu'il est matériellement impossible de faire un dosage acidimétrique d'acide phosphorique, fait connu depuis longtemps. Nous le rappelons en détail, en présentant les choses sous un jour aussi clair que possible, afin que les médecins soient tous pénétrés de cette vérité chimique, qu'il leur importe tant de connaître s'ils ne veulent point s'égarer.

L'acide phosphorique a pour formule :

$$P\,O \left\{ \begin{matrix} O\ H \\ O\ H \\ O\ H \end{matrix} \right.$$

Il est tribasique, c'est-à-dire que trois atomes de métal M peuvent successivement remplacer les trois atomes d'hydrogène de manière à donner naissance aux composés suivants :

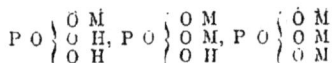

$$P\,O \left\{ \begin{matrix} O\ M \\ O\ H \\ O\ H \end{matrix} \right. ,\quad P\,O \left\{ \begin{matrix} O\ M \\ O\ M \\ O\ H \end{matrix} \right. ,\quad P\,O \left\{ \begin{matrix} O\ M \\ O\ M \\ O\ M \end{matrix} \right.$$

Si le premier phosphate monométallique

$$P\ O \left\{ \begin{array}{l} O\ M \\ O\ H \\ O\ H \end{array} \right.$$

qui a une réaction acide, passait à l'état de phosphate bimétallique

$$P\ O \left\{ \begin{array}{l} O\ M \\ O\ M \\ O\ H \end{array} \right.$$

toujours avec réaction acide, puis à l'état de phosphate trimétallique

$$P\ O \left\{ \begin{array}{l} O\ M \\ O\ M \\ O\ M \end{array} \right.$$

ayant une réaction neutre, lorsqu'on sature progressivement par la potasse, le dosage serait aussi simple qu'un dosage d'acide sulfurique.

En faisant même l'hypothèse du passage de phosphate *acide*

$$P\ O \left\{ \begin{array}{l} O\ M \\ O\ H \\ O\ H \end{array} \right.$$

monométallique, à un phosphate *neutre* bimétallique

$$P\ O \left\{ \begin{array}{l} O\ M \\ O\ M \\ O\ H \end{array} \right.$$

le dosage acidimétrique serait aussi simple que pour l'acide sulfurique qui passe du sulfate acide

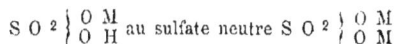

$$S\ O^2 \left\{ \begin{array}{l} O\ M \\ O\ H \end{array} \right. \text{au sulfate neutre } S\ O^2 \left\{ \begin{array}{l} O\ M \\ O\ M \end{array} \right.$$

Mais il n'en est rien : le phosphate monométallique

$$P\ O \left\{ \begin{array}{l} O\ M \\ O\ H \\ O\ H \end{array} \right.$$

a une réaction franchement acide, mais le phosphate bimétallique

$$P\,O \left\{ \begin{matrix} O & M \\ O & M \\ O & H \end{matrix} \right.$$

a une réaction franchement alcaline. Il n'y a donc point
de terme de neutralité n'exerçant aucune action sur le
tournesol comme il arrive avec le sulfate bimétallique.

$$S\,O^2 \left\{ \begin{matrix} O & M \\ O & M \end{matrix} \right.$$

L'urine, à part les autres acides organiques ou minéraux qu'elle peut renfermer, contient des phosphates acides monométalliques de bases alcalines ou alcalino-ter-
reuses, mais en même temps des phosphates alcalins
bimétalliques dont la proportion varie précisément en
raison inverse des phosphates monométalliques. Si nous
ajoutons des quantités croissantes de potasse, nous faisons passer progressivement les phosphates acides monométalliques à l'état de phosphates alcalins bimétalliques.
Qu'arrivera-t-il ? c'est que notre papier de tournesol su-
bira à la fois l'action des phosphates acides encore per-
sistants dans l'urine non entièrement saturée et celle des
phosphates alcalins formés dans la saturation. De là une
teinte violacée sur le papier de tournesol qui ne paraît
pas changer de caractère par des additions minimes de
solution potassique ; cette dernière augmente à la vérité
les phosphates à réaction alcaline, mais les phosphates
acides encore libres exercent toujours leur action.

   Cette réaction, dite amphotère ou amphigène, déjà
connue de Berzélius, est un obstacle à toute précision
dans le dosage de l'acidité de l'urine. Il faut convention-

nellement s'arrêter à une teinte limite, qui, familière à un même opérateur, lui permet dans ses divers essais d'opérer sur des bases comparables, dans une latitude assez grande. Mais poussons encore plus loin l'analyse des faits, et nous allons voir à quelle limite d'approximation nous devons conclure, en nous renfermant dans les termes rigoureux de la vérité scientifique.

Toutes les considérations précédentes résumeraient les objections que l'on peut faire, si l'urine ne contenait que des phosphates de bases alcalines, potasse ou soude; mais elle contient aussi des phosphates alcalino-terreux monométalliques. Or l'addition d'une solution de potasse ou de soude à ces phosphates acides alcalino-terreux monométalliques les fait passer à l'état de phosphates neutres tri métalliques. Il faudra donc beaucoup plus de liqueur titrée alcaline pour saturer une urine contenant beaucoup de phosphates alcalino-terreux que pour saturer une urine contenant des phosphates sodiques ou potassiques. Nous reproduisons les formules pour faire toucher du doigt la portée de nos réflexions.

Par la saturation avec K H O, nous verrons pour une molécule K H O

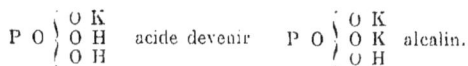

$$P\ O \left\{ \begin{matrix} O\ K \\ O\ H \\ O\ H \end{matrix} \right. \text{acide devenir} \quad P\ O \left\{ \begin{matrix} O\ K \\ O\ K \\ O\ H \end{matrix} \right. \text{alcalin.}$$

Notre titrage acidimétrique se limitera donc à la transformation à peu près complète de

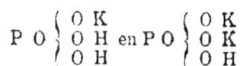

$$P\ O \left\{ \begin{matrix} O\ K \\ O\ H \\ O\ H \end{matrix} \right. \text{en} P\ O \left\{ \begin{matrix} O\ K \\ O\ K \\ O\ H \end{matrix} \right.$$

Nous disons à peu près complète, car l'alcalinité du

phosphate bimétallique prédominant pourra nous arrêter avant que le phosphate monométallique acide ait été transformé. Prenons maintenant le phosphate acide de chaux. Ajoutons une molécule de potasse comme précédemment.

$$P\ O \left\{ \begin{matrix} O\ C\ a \\ O\ H \\ O\ H \end{matrix} \right.$$

ne deviendra pas $\quad P\ O \left\{ \begin{matrix} O\ C\ a \\ O\ K \\ O\ H \end{matrix} \right\}$ à réaction alcaline.

La réaction se passera de la façon suivante :

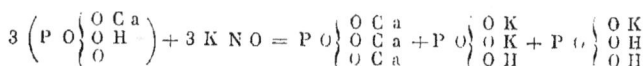

$$3 \left(P\ O \left\{ \begin{matrix} O\ C\ a \\ O\ H \\ O \end{matrix} \right. \right) + 3\ K\ N\ O = P\ O \left\{ \begin{matrix} O\ C\ a \\ O\ C\ a \\ O\ C\ a \end{matrix} \right. + P\ O \left\{ \begin{matrix} O\ K \\ O\ K \\ O\ H \end{matrix} \right. + P\ O \left\{ \begin{matrix} O\ K \\ O\ H \\ O\ H \end{matrix} \right.$$

Il se formera du phosphate trimétallique de chaux, du phosphate monométallique de potasse ayant une réaction acide, du phosphate bimétallique de potasse ayant une réaction alcaline. Pour trois molécules de potasse K H O, trois molécules de phosphate acide de potasse donneront trois molécules de phosphate bimétallique alcalin ayant une action tranchée sur le tournesol.

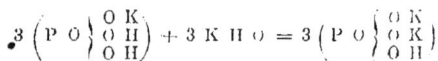

$$3 \left(P\ O \left\{ \begin{matrix} O\ K \\ O\ H \\ O\ H \end{matrix} \right. \right) + 3\ K\ H\ O = 3 \left(P\ O \left\{ \begin{matrix} O\ K \\ O\ K \\ O\ H \end{matrix} \right. \right)$$

Avec ces deux réactions sous les yeux, on se rend compte, dans la pratique, du résultat. Dans le cas des phosphates potassiques ou sodiques, il faudra moins de liqueur titrée pour arriver à la teinte neutre sur le papier réactif qu'avec les phosphates terreux. Il en résultera qu'une même quantité de potasse nécessaire à la saturation de deux urines différentes ne prouvera pas un degré d'acidité identique. La proportion des phosphates acides alcalino-terreux est un facteur important dont le dosage acidimétrique brut ne tient pas compte.

En présence du caractère relatif des résultats obtenus en dosant l'acidité des urines, faut-il renoncer à toute évaluation ? Assurément non. Voici une urine neutre, une autre fortement acide au tournesol, une troisième réagissant faiblement en rouge : il est certain qu'il y a des distinctions à établir, distinctions en rapport avec les conditions physiologiques ou pathologiques variables. Impossible d'établir ces distinctions par des chiffres précis ; mais si l'on trace une courbe des variations de l'acidité, les grandes oscillations auront de suite une valeur approximative, source d'indications qui ne doivent pas être négligées.

Nous dirons plus. S'il est permis de juger l'acidimétrie urinaire aux résultats qu'elle peut donner, elle est d'une utilité pratique incontestable, et ses applications deviendront certainement plus nombreuses. Ce procédé est d'ailleurs d'une précision approximative suffisante en clinique.

Nous en donnerons seulement quelques preuves.

Ayant ingéré plusieurs doses d'acide citrique, nous avons trouvé l'acidité de l'urine influencée dans les mêmes proportions que les diverses doses de l'acide. En dosant à diverses reprises la même urine, il nous est toujours arrivé de trouver avant la fermentation acide, des chiffres d'acidité identiques, ou ne variant pas sensiblement.

Enfin, nous dirons plus tard que le pouls étant pris chez un malade pendant plusieurs jours consécutifs, la courbe de l'acidité urinaire pendant ces mêmes jours était exactement semblable, superposable à celle du pouls. C'est dire que ces dosages ont une certaine portée. Dans tous les cas, nous avons abordé notre étude expérimentale, pénétré des faits chimiques que nous venons de développer. Nos conclusions, on le pense, après les réserves critiques que avons faites, n'auront pour base que les traits accusés de nos données d'expérimentation. Dans ces limites, elles auront la portée que nous désirons, celle de dissiper certaines contradictions, et d'affirmer des vérités qui doivent rester dans la science.

CHAPITRE II

Avant d'entrer dans ce sujet, nous devons traiter succinctement une question très importante, sujette à controverse, celle de la fermentation acide de l'urine.

Dans l'étude des variations de la réaction de l'urine suivant les émissions de la journée, nous nous sommes appliqué à doser l'acidité immédiatement après l'émission. Mais diverses circonstances nous ont obligé quelquefois de différer ces dosages de quelques heures. Plus tard, pour l'évaluation de la quantité d'acidité journalière, nous n'avons pas dosé chaque émission, nous avons dosé les urines réunies des vingt-quatre heures.

Nous devons ici justifier notre conduite ; car on pourrait nous reprocher de grosses erreurs s'il était vrai, par exemple, d'après l'opinion formulée par Schérer, et adoptée par Byasson, Ch. Robin, que l'urine devient plus acide pendant sept heures environ après l'émission. Il faut dire que James Reoch (1) et Bence Jones nient

---

[1] *The acidity of normal urine* (The Lancet, 17 octobre 1874, n. 549).

qu'il y ait jamais une fermentation acide. James Reoch aurait suivi plus de vingt urines jusqu'à la réaction alcaline, il n'aurait trouvé une acidification que dans trois cas particuliers, et cela sous l'influence de l'alcool. D'après Hoffmann également, il n'y aurait que la fermentation alcaline. Cependant le plus grand nombre des auteurs croient à la fermentation acide.

En présence de si grandes divergences entre des auteurs également recommandables, nous devions expérimenter par nous-même pour nous faire une opinion. Nous avons fait nos expériences au mois d'octobre, à une température moyenne; les vases contenant les urines étaient bouchés et tenus dans un grand état de propreté. En opérant dans ces conditions sur plusieurs urines, à divers degrés d'acidité, nous n'avons jamais trouvé d'augmentation d'acidité avant deux ou trois jours. Nous avons surtout multiplié les expériences dans les premières heures après l'émission, car il nous semblait extraordinaire qu'on ait trouvé un résultat différent avec un procédé moins précis que celui que nous avons employé.

Nous étions dès lors à l'abri de toute objection sérieuse, en opérant sur les urines réunies des vingt-quatre heures. Nous avons cependant voulu faire la contre-épreuve, et comparer les résultats obtenus en opérant sur les urines réunies de vingt-quatre heures et en dosant chaque émission. Pour cela, après chaque émission de la journée, nous dosions l'acidité, puis ayant noté la quantité, nous recueillions dans un même vase les urines n'ayant pas servi aux dosages partiels; un dosage total était fait à la fin de la journée.

Ces opérations, longues et fastidieuses, nous les avons

répétées pendant cinq jours; nous avons trouvé entre ces deux modes d'opérer des différences de quelques centigrammes de potasse seulement; comme l'acidité de la quantité des vingt-quatre heures a été tantôt plus considérable, tantôt moins, on ne peut imputer ces différences à la fermentation qui se produirait dans l'espace de vingt-quatre heures; elles proviennent des erreurs obligées produites par les mensurations, les pertes ou-les dosages.

Il est bien entendu qu'il faut tenir les vases dans un grand état de propreté et les laver à l'acide de temps en temps.

Ainsi, ayant mis une même urine, partie dans un vase propre et partie dans un vase ayant contenu des urines ammoniacales, je constatai pour la première une augmentation d'acidité au bout de cinq jours; pour l'autre, diminution graduelle d'acidité et alcalinité au bout de neuf jours. L'alcalinité n'est survenue dans le vase propre qu'au bout de vingt-deux jours.

Maintenant que nous croyons avoir répondu aux objections qu'on pouvait nous faire, nous n'avons pas à nous étendre davantage sur la fermentation de l'urine.

Nous dirons seulement que dans les expériences que nous avons faites, l'acidité a augmenté, dans la plupart des cas, au bout de quelques jours, le plus souvent trois, quatre, quelquefois deux et jusqu'à neuf et quinze jours. Cette augmentation durait deux ou trois jours, quelquefois un seul jour; puis diminution de l'acidité. Enfin alcalinité vers le quinzième, le vingtième et jusqu'au trentième jour. Nous avons remarqué, ce que disent du reste les auteurs, que l'acidité baisse rapidement les jours précédant l'alcalinité.

Il nous est arrivé deux ou trois fois de ne pas constater d'augmentation d'acidité; nous signalons le fait sans l'expliquer.

Alimentation. — L'alimentation exerce une influence incontestable sur l'acidité de l'urine. Cependant nous nous sommes contenté, dans l'observation de l'acidité à l'état normal, de prendre nos repas à des heures régulières, d'exclure les boissons et les aliments qui auraient pu avoir une influence notable, comme les eaux gazeuses et la salade, et d'ingérer à peu près la même quantité d'aliments et de boissons.

Qu'on ait mangé du bœuf ou du mouton, un peu plus ou un peu moins de légumes, les variations de l'acidité des urines ne sont pas notables, et ne peuvent être saisies, distinguées de celles tout aussi sensibles provenant du plus ou moins de sommeil, du plus ou moins de travail, etc. A notre avis, un régime uniforme aurait eu plus d'inconvénients que d'avantages, car l'estomac ne s'habitue guère à cette uniformité, et les troubles de la digestion réagissent d'une manière notable sur l'acidité urinaire.

I

VARIATIONS DE LA RÉACTION DE L'URINE DANS LES DIVERSES ÉMISSIONS DE LA JOURNÉE

Nous avons fait pour cette étude deux séries d'expériences. Une première série au mois d'octobre; nous faisions alors un service d'interne à la Charité; grâce à l'obligeance des internes de cet hospice, nous avons pu

observer les urines de six adultes, soumis au même régime et aux mêmes occupations. Nous avons fait une
deuxième série d'expériences de dix jours au mois de
janvier, par scrupule et comme moyen de contrôle.

Ces dernières observations ont cependant été faites
avec plus de méthode, car, connaissant déjà les influences
auxquelles était soumise la réaction de l'urine, nous avons
réglé nos émissions de manière à faire ressortir davantage ces influences.

D'une manière générale, la courbe de la réaction journalière présente une ligne ascendante du premier repas
jusque après la digestion du dîner, et une ligne descen-
dante de ce dernier repas au déjeuner suivant. La pointe
de cette ascension, c'est-à-dire le maximum d'acidité, a
lieu vers dix heures ou onze heures du soir.

Premier temps d'ascension correspondant à la digestion du premier repas, arrêt ou descente légère avant le
dîner; deuxième temps d'ascension plus considérable que
le premier à la digestion du dîner, puis arrêt et descente
rapide le plus souvent jusqu'à la réaction neutre et alcaline.

Voilà le résumé de ce que nous appelons la courbe
normale de l'acidité journalière.

Ceci est vrai pour l'acidité relative, c'est-à-dire l'acidité de 100 ^{cc}; mais les résultats sont encore plus tran-
chés pour l'acidité absolue, qui est l'acidité de toute
l'émission d'urine. La quantité d'urine sécrétée après les
repas est en effet bien plus considérable que pendant le
sommeil et avant les repas. Aussi l'acidité absolue ac-
centue ces périodes d'ascension d'après les repas; par
contre, les périodes d'arrêt sont généralement transfor-

mées en lignes descendantes ; les descentes elles-mêmes deviennent plus rapides.

Cette courbe est constamment la même, si l'on a soin d'avoir des émissions à des heures à peu près fixes. Il faut avoir 6 émissions dans la journée pour saisir nettement les influences principales : avant déjeuner, après la digestion, avant dîner, après dîner, au coucher et au lever.

Mais si l'on urine à des heures irrégulières, on obtient des modifications de la courbe normale; on peut avoir même des résultats tout opposés, car on arrive à attribuer à une influence ce qui appartient à une autre ; c'est un écueil dans lequel sont certainement tombés quelques observateurs. Nous allons donc reprendre chaque période de la journée, et nous verrons les divers cas qui peuvent se présenter.

Après déjeuner. — Il nous est arrivé souvent d'uriner peu de temps après les repas, quelquefois presque immédiatement, mais jamais nous n'avons trouvé nos urines alcalines, ni même neutres. Nous avons à citer une seule exception à cette règle : c'était le lendemain du dîner de l'internat, nous avons trouvé nos urines alcalines peu de temps après le déjeuner ; il en a été de même chez un de nos amis placé dans les mêmes circonstances. Pour des raisons que l'on comprend facilement, nous avions au déjeuner peu d'appétit et une soif intense. Par l'observation des mictions successives, nous avons été convaincu que l'acidité d'abord peu intense augmentait graduellement en même temps que la digestion s'accomplissait jusqu'à 4 heures environ après les repas.

Avant le dîner. — L'urine de la digestion excrétée,

la miction précédant le dîner est un peu moins acide, mais il est bien entendu que l'on n'observe pas cette diminution d'acidité s'il n'y a eu qu'une seule émission après le déjeuner et peu de temps après ce repas.

Après le dîner. — Pour le dîner, on peut faire les mêmes observations. Ici l'acidité monte plus haut qu'après le déjeuner ; le maximum a été vers 10 heures ou 11 heures, suivant l'heure du dîner, qui avait lieu à 6 heures à la Charité, et plus tard à 7 heures.

Au lever. — L'urine du matin, après le sommeil, est généralement assez acide ; assez souvent c'est la plus acide de la journée, après celle du dîner toutefois, qui occupe toujours le premier rang. Cette acidité considérable de l'urine de la nuit est purement artificielle, elle vient quelquefois de ce fait que l'on n'a pas excrété toute l'urine de la digestion du dîner. Mais la principale raison provient du temps relativement considérable auquel correspond cette acidité ; la preuve qu'il en est ainsi, c'est que l'urine des émissions suivant la digestion du dîner est relativement peu acide.

On le voit, l'excrétion de l'urine qui se fait d'une manière capricieuse, irrégulière, est ici un élément d'erreur que l'on peut éviter en la soumettant à certaines règles.

C'est pour expliquer la réaction de l'urine du sommeil que le besoin d'une évaluation spéciale se fait sentir. On compare ici, en effet, l'acidité éliminée dans l'espace de 8 à 9 heures à celle formée en 2 ou 3 heures.

Donc, la seule évaluation concluante est l'évaluation par heure de l'acidité formée sous chaque influence.

En comptant ainsi, l'acidité du sommeil est l'une des plus faibles ; c'est ce qui devait être, car nous avons toujours été confondu des raisons alléguées pour expliquer la grande acidité de l'urine de la nuit.

Avant le déjeuner. — Nous arrivons maintenant à la période de la journée la plus intéressante sous le rapport de la réaction de l'urine. Dans la matinée, à jeun, nous avons trouvé le plus souvent une réaction neutre, assez souvent une réaction alcaline, quelquefois seulement une réaction peu acide.

Nous nous étendrons un peu sur ces résultats peu connus et qui nous paraissent importants.

A la Charité, nous avions habituellement une émission d'urine à 9 heures; la suivante, celle de 11 heures, avant déjeuner, était ordinairement alcaline. Plus tard, avec une émission à 8 heures, à 7 heures, nous trouvions également cette réaction à midi, avant déjeuner ou une réaction neutre. Ces résultats nous ont bien étonné au début, nous nous attendions à les trouver après les repas ; on nous faisait d'ailleurs des objections vives.

Nous avons trouvé aussi cette réaction neutre ou alcaline chez un de nos amis aussi souvent que chez nous ; nous l'avons observée également chez deux ou trois autres. D'ailleurs nous ne pouvions pas nous tromper, l'observation est ici trop simple.

Cette réaction neutre ou alcaline n'est pas constante. M. Drivon, si compétent en urologie, ayant fait des recherches sur la réaction des urines, nous a assuré ne l'avoir jamais trouvée. Nous ne l'avons pas observée non plus chez deux de nos amis. Il se peut donc très bien que cette réaction ne se trouve pas chez tous les individus ; mais chez tous, nous affirmons qu'il y a dans la matinée et à jeun un minimum d'acidité de l'urine.

Chez nous-même, l'urine d'avant le déjeuner a été quelquefois faiblement acide. C'était par exemple lorsque la première émission du matin avait eu lieu de bonne heure, à 5 ou 6 heures du matin ; toute l'acidité de la nuit n'avait pas été éliminée. Nous n'insistons pas sur cette cause de l'acidité à jeun, car elle est artificielle. La véritable cause d'une réaction acide à jeun a été chez nous des fatigues de diverse nature : émotions, fatigue musculaire après la marche, par exemple, travail intellectuel, nuit passée dans l'agitation ou l'insomnie.

Les circonstances dans lesquelles nous trouvons la réaction acide ou alcaline avant déjeuner sont chez nous si précises, que nous pouvons prédire la réaction sans crainte de nous tromper.

Nous serons très sobre de chiffres ; nous ne présenterons que l'évaluation par heure de l'acidité dans les diverses périodes de la journée. Pendant la digestion du déjeuner, nous avons trouvé une acidité correspondant à $0^g,09$-$0^g,13$ de potasse ; avant le dîner 0,05-0,08 ; pendant la digestion du dîner 0,14-0,18 ; pendant le sommeil 0,04-0,07.

Pour la période suivant le lever, nous avons dit que la réaction était neutre, alcaline ou faiblement acide.

Ainsi, d'après les résultats que nous avons obtenus, l'acidité de l'urine est en rapport intime avec les repas. Si on les avance ou si on les retarde, elle avance ou retarde dans la même proportion. L'acidité augmente graduellement au fur et à mesure que la digestion s'accomplit ; la digestion terminée, l'acidité diminue.

Les acides de l'urine étant considérés comme les produits de la combustion organique, on voit que leur formation a lieu après l'ingestion d'aliments, c'est-à-dire de combustible.

Il n'y a que deux maxima d'acidité, lorsque l'on ne fait que deux ingestions d'aliments. Nous avons vu en effet que le maximum d'acidité du sommeil était purement artificiel, et qu'à cette période de la journée il se formait, au contraire, peu d'acidité. On conçoit facilement, du reste, que pendant le sommeil le foyer s'apaise, alors que certaines fonctions cessent et que toutes se font avec moins d'énergie. La matinée étant la période de la journée la plus éloignée des repas, c'est alors que l'acidité doit être la plus faible. Alors non-seulement le feu s'apaise, mais il semble s'éteindre, il n'y a plus d'acidité, il y a même de l'alcalinité.

Quelquefois cependent, sous l'influence de certaines ex-citations, le feu se rallume, il y a une acidité anormale très remarquable. Il se produit une nouvelle combustion, cette fois sans le combustible naturel, les aliments ; cette combustion emprunte forcément ses éléments à l'orga-nisme ; suivant l'immortelle comparaison de Lavoisier, nous sommes alors des combustibles qui brûlons et nous consumons. C'est l'autophagie.

Mais pourquoi l'autophagie ne survient-elle pas plus tôt, aussitôt que l'organisme manque de combustible ? Pour nous, nous en trouvons l'explication dans l'ob-servation du pouls et de ses variations dans la jour-née.

Il était en effet intéressant de savoir quelle relation il pouvait exister entre l'acidité, produit de combustion, et la circulation.

Nous avons d'ailleurs été amené à cette recherche par

une similitude absolue trouvée chez un malade entre la courbe du pouls et celle de l'acidité.

Dans ce cas, le rapprochement n'a pas été forcé ; le pouls avait été pris soigneusement à la visite du matin, par M. le professeur Lépine, et la courbe construite par lui-même. De notre côté nous avions construit la courbe de l'acidité.

Nous avons pensé qu'il devait y avoir quelque chose de semblable pour les variations journalières de l'aci- dité.

Le résultat a pleinement confirmé nos prévisions Nous nous sommes observé pendant trois jours ; nous comptions le pouls pendant une minute tous les quarts d'heure ou toutes les demi-heures. Nous avons trouvé au lever 64, 66, 68 pulsations et cela jusqu'au déjeuner. Après ce repas, pouls à 78, 80, jusqu'à 84 ; le pouls diminuait un peu de fréquence un certain temps avant le dîner. Après le dernier repas, accélération considérable, 85 jusqu'à 88 et 90 pulsations. Puis, vers 11 h. ou minuit nouvelle di- minution de fréquence. Nos résultats s'accordent com- plètement avec ceux qu'a trouvés Bærensprung en Al- lemagne. Prompt [1] donne aussi les mêmes résultats, mais il trouve un troisième maximum de fréquence du pouls entre 4 et 6 heures du matin et il voit un rapport de causalité entre ce maximum et une prétendue érection phy- siologique qui arriverait à ce moment. Pour nous, nous n'avons pas fait d'observation la nuit (comme on l'a faite d'ailleurs, elle ne pouvait être exacte). Au coucher, le pouls

---

[2] Recherches sur les variations physiologiques de la fréquence du pouls *Archives de médecine*, 1866.)

était relativement lent; il l'était aussi au lever; nous avons présumé qu'il en était de même pendant le som - meil.

On le voit facilement, c'est absolument la courbe de l'acidité de l'urine, avec une modification, la courbe de l'acidité retarde un peu sur celle du pouls. Le maximum de l'acidité se trouve à la période de pleine digestion; le maximum du pouls suit immédiatement le repas.

Comme le sang est le vecteur de l'oxygène, on pourrait comparer les pulsations du cœur, qu'on me passe l'expression, à des coups de soufflet sur le feu.

Revenons, après cette digression peut-être un peu longue, à l'urine de la matinée, qui est neutre, ou alcaline. Il n'y a pas alors d'acidité et d'autophagie, parce qu'il n'y a pas de combustible, et qu'il y a un rallentissement considérable du pouls. Mais il y a de l'acidité et de l'autophagie, si le pouls devient fréquent sous l'influence de diverses excitations. Il y avait autophagie, et accélération considérable du pouls, par exemple, la matinée où nous dûmes entreprendre une opération de trachéotomie à la Charité : l'acidité de l'urine fut excessive.

Il y a aussi acidité de l'urine si l'on pratique l'abstinence prolongée.

On le voit, lorsqu'on commence par observer, qu'on ne devance pas les faits, tout s'enchaîne, s'explique facilement sans avoir recours à des hypothèses et à de longues théories.

Si nous consultons les auteurs sur l'acidité de l'urine dans les diverses émissions du jour, nous voyons qu'on trouverait difficilement une question plus controversée.

Un seul auteur nous paraît avoir bien observé, c'est

Delavaud ; mais, ne se servant pas de solution alcaline, il n'a pu titrer l'acidité de l'urine ; il n'a donné d'ailleurs que les grandes variations de l'acidité. L'urine est acide toute la journée, dit-il, excepté dans la matinée, où elle est le plus souvent neutre ou alcaline ; elle présente un maximum d'acidité après le dîner. Delavaud parle d'un minimum d'acidité à 11 heures du soir ; il n'existe pas ; pour l'urine du sommeil, l'auteur la trouve très acide sans donner la cause de cette acidité ; il n'a pas constaté non plus la diminution de l'acidité avant le dîner.

Bence Jones, Roberts, Maly, Byasson, disent que l'urine est peu acide après les repas ; elle est même, d'après eux, neutre ou alcaline. Ce résultat est contraire à celui que fait constater une saine observation ; cependant les auteurs ne sont pas embarrassés pour donner une théorie ; loin de là, ils en donnent plusieurs, chacun donne la sienne. Que disons-nous, il est bien possible que l'on a commencé par édifier la théorie, l'on a observé ensuite.

Pour Bence Jones, cité par Golding Bird, il n'est pas une de ses propositions qui ne soit la négation de celles que nous avançons. Cet auteur veut que, par un certain équilibre compensatoire dont on parle beaucoup et que l'on connaît peu, l'acidité de l'urine diminue pendant que la sécrétion du suc gastrique augmente. Ainsi d'après lui, l'urine est à son minimum d'acidité lorsque le contenu de l'estomac possède lui-même un degré d'acidité extrême et vice versa. L'urine rendue très longtemps après le repas, est généralement d'une acidité excessive ; d'après cette assertion, l'urine de la matinée, surtout celle d'avant déjeuner, devrait être d'une acidité extrême ; elle est au contraire alcaline. La décroissance de l'acidité, d'après

Bence Jones, atteint son maximum 3 heures et plus encore,
4, 5 heures après le dîner. C'est précisément à ce moment que nous avons trouvé, et cela constamment et chez
tous, le maximum de l'acidité. Poursuivons. Avec une
diète animale, seule, dit Bence Jones, la diminution
d'acidité est plus rapide qu'avec une diète mixte et une
diète végétale. Bence Jones soutient toutes ces erreurs
pour bien montrer le rôle du suc gastrique sur l'acidité de
l'urine; la sécrétion du suc gastrique acide rendant le
sang plus alcalin, l'urine serait par là même alcaline. Il
est possible, dit Vogel à ce sujet, que l'alcali laissé par
l'acidité du suc gastrique retourne dans la bile et que
l'alcalanité du sang ne soit pas modifiée. Il est bien plus
simple et peut-être moins hypothétique de dire qu'il se
forme plus d'acidité dans le sang pendant la digestion
qu'il ne s'en échappe par le suc gastrique.

Roberts dit également que l'urine, presque toujours
acide, peut devenir alcaline 2 ou 3 heures après les
repas. Pour Roberts, ce n'est plus le suc gastrique qui
est l'agent de cette réaction, c'est l'absorption de sels
alcalins provenant des aliments. Ceci est vrai pour une
nourriture végétale, mais non pour un régime mixte.

Avec Byasson, nous voyons l'ingestion des boissons
entrer en scène et diminuer l'acidité après les repas,
l'urine la moins acide est celle qui suivrait le premier repas.
Byasson, comme les auteurs précédents, dit que l'urine du
sommeil est la plus acide ; il sent même le besoin d'une
deuxième théorie pour expliquer l'acidité relative de l'urine
du sommeil et celle de la matinée. L'urine du sommeil, dit-il,
correspond à la période d'activité ; son acidité résulte de
l'élimination des produits de la veille. Et pourquoi ces

produits sont-ils éliminés pendant la nuit ? c'est, d'après Byasson, parce que le sommeil est paisible et réparateur. C'est précisément ce calme paisible du sommeil qui nous a fait dire que l'urine de la nuit est l'une des moins acides. L'urine de la matinée, qui est moins acide, correspondrait à la nuit, d'après l'auteur, c'est-à-dire à une période de repos. On le voit, Byasson pense que les transformations se font lentement ; le jour ne fait sentir son influence sur l'acidité de l'urine que la nuit suivante et la nuit réagit sur le jour suivant. Byasson, préoccupé de l'acidité considérable de l'urine du sommeil et ne sachant l'expliquer, a pu s'en tirer par cette hypothèse.

Cet auteur ne se servait pas de papier réactif, il mélangeait la teinture de tournesol à l'urine ; ce procédé est rendu très-défectueux à cause de la couleur propre de l'urine, qui ne permet pas de voir nettement le moment où l'on est arrivé à la réaction neutre.

Des auteurs plus récents, Neuhauer et Vogel[1], formulent ainsi les variations de l'acidité urinaire dans la journée : réaction acide constante ; on trouve par heure, le plus d'acidité pendant la nuit ; c'est le matin qu'on en trouve le moins et après les repas, acidité moyenne. Ainsi Vogel méconnaît l'influence des repas, la seule vraie, la seule active ; il croit, comme Byasson, à une élimination intense d'acidité pendant la nuit. Nous ne pouvons pas du tout nous expliquer comment Vogel, suivant une bonne méthode, l'évaluation de l'acidité par heure, a pu tomber ainsi dans l'erreur la plus absolue. Pour nous, l'évaluation par heure nous a donné des résultats si tran-

---

[1] *De l'urine et des sédiments urinaires* (2ᵉ édition 1877).

chés, qu'étant donnés pour les diverses urines de la journée, leur acidité respective et le nombre d'heures correspondantes à leur formation, il nous semble qu'on peut dire sans craindre de se tromper, telle urine appartient à la digestion du déjeuner, telle autre au dîner, celle-ci au sommeil, celle-là à la matinée.

Armand Gautier [1] cite Roberts et Delavaud, c'est-à-dire deux auteurs qui ont des opinions absolument différentes sur la réaction de l'urine ; il semble adopter l'opinion de Roberts, qui veut que la réaction soit neutre ou alcaline 2 ou 3 heures après les repas.

Ch. Robin, dans ses leçons sur les humeurs, donne également les résultats de Delavaud ; puis, plus loin, il présente les diverses théories de Byasson sur la réaction de l'urine du sommeil et des repas.

Les auteurs sont donc loin d'être d'accord sur les variations de la réaction urinaire dans la journée et surtout sur les causes de ces variations.

Cependant l'opinion la plus généralement admise par les auteurs de chimie biologique est que l'acidité diminue après les repas, pendant la digestion. C'est de ce côté que l'on se range forcément lorsque l'on n'expérimente pas soi-même.

Ainsi, voici comment s'exprimait tout récemment M. Canard [2] (thèse inaugurale) : « Tout le monde sait que l'urine, très acide le matin à jeun, devient neutre et même présente dans certains cas une réaction alcaline

---

[1] *Loc. cit.*, t. II, p. 10.
[2] *Essai sur l'alcalinité du sang dans l'état de santé et dans quelques maladies* (1878, thèse de Paris).

fugitive, pendant le travail de la digestion. » On ne saurait trouver un langage plus net et plus affirmatif.

Nous terminerons cette étude sur les variations journalières de l'acidité de l'urine par quelques courtes ré-flexions sur les conséquences que l'on peut en tirer.

L'acidité de l'urine est un produit, une résultante des combustions organiques ; on doit la consulter et tenir grand compte de ses variations. Le thermomètre pourrait *peut-être* donner les variations dans la journée de la chaleur développée dans le fonctionnement de l'orga-nisme ; la détermination de l'acidité de l'urine donne des résultats bien plus précieux ; elle donne la mesure du travail produit par ce fonctionnement dans les diverses périodes de la journée ; elle donne la mesure de la nutri-tion qui en est la conséquence. C'est une investigation bien plus profonde dans le domaine intime de la physio-logie dynamique.

En consultant la courbe de l'acidité de l'urine, on voit qu'avec deux repas seulement par jour, les combustions organiques se font d'une manière très inégale. Elles sem-blent même s'éteindre dans la matinée ; elles se rallu-ment parfois, nous l'avons vu, sous l'influence de vio-lentes excitations, mais alors elles se font aux dépens de l'organisme lui-même. Voilà un état anormal de l'orga-nisme révélé par l'étude de la réaction de l'urine. C'est un précieux renseignement, d'une importance incontesta-ble, qui seul suffirait amplement à démontrer l'utilité pra-tique de cette étude. Non seulement elle nous fait toucher du doigt le danger, elle nous apporte aussi le remède.

Qu'on fasse en effet un léger repas vers 7 à 8 heures du matin, l'acidité de l'urine se maintiendra, la nutrition se fera d'une manière régulière, et malgré les fatigues, tout danger d'autophagie disparaîtra.

L'ingestion d'aliments le matin est donc surtout indiquée chez les personnes qui se livrent à des travaux manuels et qui fatiguent beaucoup. L'expérience leur a d'ailleurs appris qu'ils ne peuvent fournir un travail un peu pénible à jeun, et l'habitude si répandue chez les ouvriers de *tuer le ver* par une certaine dose d'alcool n'est qu'une des traductions de ce besoin de combustible. Il est important aussi d'augmenter les combustions le matin chez les individus anémiques ; ces personnes sont alors d'une pâleur prononcée, elles sont dans une sorte de torpeur physique et intellectuelle ; aussi est-ce surtout chez elles qu'on trouve une réaction neutre ou alcaline.

L'acidité excessive à la digestion du dîner apporte aussi son enseignement : c'est une période de malaise pour les personnes douées de ce qu'on est convenu d'appeler la constitution apoplectique ; le grand nombre d'apoplexies qui frappent ces individus, après un repas copieux et dans la première partie de la nuit prouve que c'est aussi pour eux une période de danger. Aussi doit-on leur recommander pour le soir un régime ténu, tempérant, plutôt végétal qu'animal.

Mal servi par les circonstances, il ne nous a pas été permis de déterminer les variations de l'acidité chez les individus minés par les exaspérations vespérales de la fièvre hectique. Ces variations doivent être énormes. Si l'on se reporte, en effet, à ce que nous avons dit de la corrélation intime qui existe entre l'acidité de l'urine et la circulation, il est évident que l'acidité du soir, déjà si ntense à l'état normal, doit être ici excessive. Ces mal–

heureux, qu'on me passe l'expression, useraient la chandelle *par les deux bouts* s'ils ne suivaient un régime convenable. Il y aurait autophagie, le soir, sous l'influence de la fièvre, et le matin à jeun, la nutrition ne pourrait réparer l'organisme, car les combustions ne se feraient pas, faute d'aliments. Il est donc de la dernière importance de régulariser les combustions autant que faire se peut.

Quoique la fièvre et l'acidité marchent ensemble, nous ne voulons certes pas dire que les aliments qui sont la cause de l'acidité soient aussi la cause de la fièvre ; mais un fait certain c'est que les aliments pris le soir en trop grande quantité pourraient augmenter la fièvre, sinon la provoquer. Il est au contraire indiqué de prendre une nourriture plus abondante dans la matinée. Les repas doivent d'ailleurs se faire à heures régulières, ils doivent être multipliés et peu abondants.

II

VARIATIONS DE L'ACIDITÉ DE L'URINE DES 24 HEURES SUIVANT LES INDIVIDUS

Ces quelques expériences portent sur des adultes âgés de vingt-trois à vingt-sept ans, jouissant tous d'une bonne santé et placés autant que possible dans les mêmes conditions. La plupart, en effet, étaient internes à la Charité lorsqu'ils ont voulu nous prêter leur bienveillant concours ; ils avaient par conséquent le même régime et étaient soumis aux mêmes occupations.

1° L.	Acidité d'un jour exprimée en potasse.					0 g. 84
2° F.	—	variant de 0.92 à 1.34 pendant 10 j., moyenne				1 g. 12
3° B.	—	prise pendant 3 jours,			moyenne	1 g. 38
4° P.	—	—	—			—	1 g. 60
5° G.	—	variant de 1.05 à 2 g. pendant 10 j.,			—	1 g. 66
6° D.	—	—	—	—	1 j.,	—	1 g. 80
7° R.	—	—	—	—	1 j.,	—	1 g. 98
8° M.	—	—	—	—	1 j.,	—	3 g. 11

On le voit, pour les n°^{os} 2 et 5, l'acidité varie pendant dix jours consécutifs dans d'assez grandes proportions. On ne pourrait généralement saisir la cause de ces variations. Il n'y a pas en effet deux journées qu'on puisse dire identiques aussi bien sous le rapport du régime, de l'appétit, de la digestion, et surtout sous le rapport des occupations. Toutes les fonctions s'accomplissant d'une manière variable, l'acidité de l'urine doit varier également.

D'après nos observations, l'acidité de l'urine de vingt-quatre heures varie de 1 gramme à 3 grammes environ entre les individus.

Il ne nous est guère possible de formuler une loi générale régissant les variations de l'acidité entre les individus, car nous n'avons observé les n°^{os} 1, 6, 7 et 8 qu'une seule journée ; d'ailleurs nous n'avons pas expérimenté sur un assez grand nombre de sujets. Nous ne pouvons cependant nous empêcher de dire que l'ordre suivant lequel croît l'acidité dans nos observations est absolument celui dans lequel nous pourrions classer les individus par rapport à la vigueur de leur constitution, et spécialement à l'énergie de leurs fonctions digestives.

Nous avons fait une deuxième série d'expériences sur nous-même au mois de janvier. La moyenne de l'acidité a été élevée de 1 gr. 11 à 1 gr. 30. Cette augmentation vient corroborer l'interprétation que nous avons donnée de la variation de l'acidité entre les individus. Nous attribuons, en effet, l'acidité plus grande du mois de janvier, à l'augmentation de notre appétit et à une plus grande activité des fonctions nutritives.

Un mot maintenant sur les résultats que donnent les auteurs.

M. Byasson a trouvé chez lui-même 0 g. 48 de potasse anhydre. Ce chiffre, correspondant à 0 g. 57 de potasse hydratée, est certainement trop faible. Cela tient peut-être au procédé de dosage défectueux dont s'est servi l'auteur.

Pour Vogel, l'acidité de l'urine des vingt-quatre heures correspond à 2 — 4 g. d'acide oxalique, ou 2 g. 48 — 4 g. 96 de potasse. Ces nombres, surtout le dernier, nous paraissent trop élevés.

Les résultats de Parkes [1] se rapprochent davantage de ceux que nous avons trouvés :

Winter	2 g. 375 d'acide oxal.	ou 2 g. 94 de potasse.	
Anonyme	1 g. 924 —	2 g. 40	—
Kerner	1 g. 949 —	2 g. 41	—

---

[1] *The composition of the urine*, by Edmond Parkes, London, 1860.

III

ACIDITÉ DE L'URINE SUIVANT LES AGES

Nouveau-nés. — Grâce à la bienveillante obligeance
de notre ancien chef de service, M. le professeur Bou-
chacourt, nous avons pu faire des recherches à la clinique
obstétricale sur la réaction de l'urine des nouveau-nés.
Sur huit enfants âgés de deux à neuf jours, nous avons
toujours trouvé l'urine faiblement acide. Comme il est
extrêmement difficile de recueillir l'urine des nouveau-
nés, nous n'avons pas dosé l'acidité dans la plupart des
cas; nous n'avons pu juger la réaction que sur des frag-
ments de papier tournesol placés sur le méat urinaire.
Dans trois cas où nous avons pu obtenir une certaine
quantité d'urine, l'acidité rapportée à 50 $^{cc.}$ d'urine correspondait à 3 $^{cc.}$ de notre solution de potasse. C'est
une acidité environ trois fois plus faible que chez les
adultes.

Mais si, d'après Parrot et A. Robin [1], un nouveau-né
urine quatre fois plus qu'un adulte par kilog., relativement au poids, l'acidité de l'urine serait chez lui plus
considérable que chez l'adulte. Ces résultats s'accordent
d'ailleurs parfaitement avec ce que nous avons déjà démontré, la corrélation de l'acidité de l'urine avec le
pouls et l'activité des fonctions nutritives.

Parrot et A. Robin ne sont pas arrivés aux mêmes

[1] *Études pratiques sur l'urine normale des nouveau-nés.* — Compte
endus de l'Académie des Sciences (3 janvier 1876)

conclusions que nous. D'après eux, la réaction normale serait neutre, la réaction acide indiquerait ou un état pathologique, ou un intervalle trop long entre les tetées. Il nous semble voir ici les traces de l'opinion de Bence Jones, d'après laquelle la réaction est neutre ou alcaline après l'ingestion des aliments, elle n'est acide qu'après un long intervalle après les repas. Nous avons dit ailleurs ce que nous pensions de cette théorie, nous n'y reviendrons pas.

Enfants âgés de cinq ans. — Ne pouvant espérer obtenir les urines de vingt-quatre heures des enfants de cet âge, nous avons employé les urines du matin. Nous avons expérimenté sur trois sujets ; pour neutraliser 50 cc d'urine, il nous a fallu 5 ou 6 cc de notre solution de potasse ; il en faut 10 environ chez les adultes.

Enfants âgés de douze ans. — Chez deux sujets de cet âge, nous avons trouvé pour les vingt-quatre heures une acidité correspondant à 0,60. Chez les adultes, nous le rappelons, le chiffre le plus faible est 0,84.

Vieillards. — Nous avons trouvé chez deux vieillards de soixante-quinze ans, jouissant d'une bonne santé, la même acidité pour 50 cc d'urine que chez les enfants de cinq ans ; mais à cause de la grande quantité d'urine excrétée par les vieillards, l'acidité totale des vingt-quatre heures, quoique plus faible chez eux que chez les adultes, est supérieure non seulement à celle des enfants de cinq ans, mais encore à celle des enfants de douze ans.

IV

VARIATIONS DE L'ACIDITÉ DE L'URINE SUIVANT DIVERS RÉGIMES

a. Régime surtout végétal. — Le 30 novembre nous avons exclu complètement la viande de notre alimentation ; les deux repas ont consisté surtout en légumes herbacés, choux, salade dans laquelle il entrait peu de condiments. Ce régime, quoique peu agréable, n'a pas été cependant trop difficile à supporter.

L'acidité de l'urine des 24 heures a été abaissée à 0.49 de potasse.

En rapportant cette expérience, nous n'avons pas la prétention de donner un résultat nouveau. Dès 1824, Wohler [1] a démontré dans un travail remarquable que plusieurs sels de métaux alcalins formés par des acides organiques se transforment en carbonates dans l'organisme comme dans nos foyers, et il a expliqué ainsi la cause de la réaction alcaline des urines après l'ingestion de ces mêmes sels ou des fruits et des végétaux qui en contiennent. Tout le monde sait d'ailleurs que l'urine très acide chez les carnivores, est alcaline chez les herbivores, et que chez l'homme et les omnivores elle est d'une réaction moyenne. Cette réaction sera donc plus ou moins acide suivant que le régime se rapprochera plus ou moins du régime animal ou du régime végétal.

[1] Versuche über den Uebergang von Materien in den Harn (*Zeitschrift für Physiologie*, von Tiedemann und Treviranus, 1824).

Pour nous, cette expérience présente un intérêt spécial ; nous avons vu, en effet, une corrélation intime entre le pouls, l'activité des combustions organiques et l'acidité de l'urine. Cette corrélation existe sans doute ici, et nous confirmons ainsi d'une manière positive ce que l'observation de tous les temps avait montré d'une manière générale. Autrefois, en effet, on désignait les aliments végétaux sous le nom de rafraîchissants (Geoffroy) *refrigerentia* (Linné) ; on appelle aujourd'hui le régime surtout végétal, régime ténu, tempérant.

Dans la pléthore, dans la diathèse urique, ou au contraire dans l'anémie, la détermination de l'acidité de l'urine n'aurait-elle pas l'avantage de donner des renseignements précis sur le régime à suivre ? Ne serait-il pas rationnel de modifier le régime et, suivant ses indications, de le rendre plus ou moins végétal ou plus ou moins animal ?

b. Régime lacté. — Le 27 – 28 novembre notre alimentation a été composée seulement de 2 litres 1/2 de lait avec une petite quantité de pain. Nous n'avons pas souffert de ce régime.

Quantité d'urine 1600 ; acidité à 2 gr. 10 de potasse.

L'acidité de l'urine a donc été augmentée notablement par le régime lacté.

Chez le n° 7 de la salle Sainte-Elisabeth, soumis à la diète lactée, nous avons aussi trouvé une acidité élevée, variant de 2 grammes 50 à 3 grammes de potasse. Cet homme est d'ailleurs d'une constitution moyenne.

Nous devons rappeler que l'urine des nouveau nés est, d'après nous, plus acide que celle des adultes, relativement au poids. On sait d'ailleurs que l'urine des veaux qui tettent est acide.

D'après Vogel, on trouverait une certaine quantité
d'acide hippurique dans l'urine des personnes soumises
au régime lacté. Or, l'acide hippurique réagit fortement
sur le tournesol.

c. Boissons abondantes. — Ayant déjà remarqué très
souvent que l'acidité totale des 24 heures était influencée notablement par la quantité de l'urine, nous avons
eu la pensée de rechercher l'influence des diurétiques.
Nous avons choisi l'eau diurétique, qui n'a pas d'influence
directe sur la réaction des urines. Le 5 janvier nous avons
suivi un régime ordinaire, mais avec une ingestion d'eau
si considérable que la quantité d'urine des 24 heures
a été portée à 3 500 c. c. Sous cette influence, l'acidité
relative de l'urine a été diminuée, mais l'acidité absolue
des 24 heures s'est élevée à 2 grammes 55 de potasse.

Nous donnerons ce résultat sans l'expliquer ; l'acidité
totale des 24 heures a-t-elle été plus considérable parce
que l'eau a favorisé les fonctions de la nutrition, ou l'eau
n'a-t-elle agi que mécaniquement, en facilitant la dialyse
des acides ?

d. Régime sec. — Le 8 janvier, nous avons fait l'expérience inverse. Nous avons résisté autant que possible
besoi de boissons. Quantité d'urine des 24 heures 600^{cc},
acidité relative assez intense, acidité totale, 0,816 guère
plus de la moitié de l'acidité moyenne. On sait que le
régime sec est recommandé contre l'obésité.

e. Abstinence. — Bence Jones, Roberts, Richard Maly,
veulent que l'acidité de l'urine diminue ou disparaisse
après les repas ; l'urine rendue longtemps après les repas
serait d'une acidité excessive. D'après ces auteurs, en
l'absence d'aliments, l'acidité de l'urine devrait donc être

élevée. Bence Jones, conséquent avec lui-même, ajoute qu'en l'absence d'aliments, l'acidité de l'urine reste uniforme pendant 12 heures. Par contre, Nisseron[1] dans sa thèse inaugurale, dit incidemment, il est vrai, que l'urine de l'homme à l'état d'abstinence présente une réaction alcaline. Il était donc important de savoir où est la vérité au milieu de ces contradictions.

Nous avions d'ailleurs des raisons personnelles d'observer la réaction de l'urine pendant l'abstinence, puisque nous faisons jouer à l'alimentation le principal rôle sur l'acidité de l'urine. D'un autre côté, il était très important de savoir si la réaction neutre ou alcaline que nous avions trouvée dans la matinée, avant toute ingestion d'aliments, persisterait pendant une abstinence prolongée.

Du 6 décembre à 7 heures du soir, jusqu'au 8 à 11 h. pu matin, nous n'avons ingéré que 3 infusions ordinaires de café. Comme nous n'aurions pas voulu répéter cette expérience, on le comprend aisément, nous avons été très heureux d'accepter le concours d'un étudiant en médecine de nos amis, M. Maltrait, concours qu'il nous avait gracieusement offert, et dont nous le remercions vivement.

L'acidité des 24 heures a été chez tous les deux environ la moitié de l'acidité habituelle. Notre ami, doué d'une constitution très robuste, a présenté une acidité correspondant à 1 g. 40 de potasse ; la veille il avait eu 3 g. 10.

Nous avons eu nous-même 0.66 ; notre acidité moyenne étant à cette époque 1 g. 12.

[1] De l'urine. — Nouveaux points de séméiologie. Thèse de Paris, 1869.

Voici comment se répartit cette acidité dans les diverses émissions de la journée :

1ʳᵉ émission le 7 décembre à 11 h. du matin, réaction neutre.

2ᵉ	—	—	1 h.	—	réact. acide à 2ᶜ de solut. alc.
3ᵉ	—	—	3 h.	—	—	3 —
4ᵉ	—	—	5 h.	—	—	6 —
5ᵉ	—	—	7 h.	—	—	14 —
6ᵉ	—	—	10 h.	—	—	10 —
7ᵉ	—	le 8 décembre à 8 h.	—	—	23 —
8ᵉ	—	—	11 h.	—	réaction alcaline.

Dans la courbe normale de l'acidité de l'urine, nous avons remarqué une recrudescence de l'acidité après chaque repas. Ici, en l'absence d'aliments, l'acidité de l'urine augmente presque graduellement de 11 heures du matin jusqu'à 7 heures du soir. A partir de 7 heures, l'acidité diminue. Mais pourquoi ce chiffre 28 pour l'acidité du matin, le 8 décembre, chiffre le plus élevé de la journée ? Nous avons démontré plus haut que cette acidité considérable du matin était purement artificielle et qu'elle provenait de l'accumulation de l'acidité pendant la nuit. Si nous avions excrété partiellement cette acidité dans des mictions multiples, à intervalles d'une durée habituelle, nous aurions certainement observé une diminution graduelle de l'acidité, de 7 heures du soir jusqu'à 11 heures du matin le jour suivant.

Cette acidité de l'urine pendant l'abstinence et son augmentation pendant la période d'activité de la journée nous semble très instructive et d'une grande importance.

En effet, la réaction de l'urine était neutre à 11 heures ; elle devient acide à 1 heure ; les combustions organiques se rallument pour ainsi dire alors sous l'influence des diverses excitations de la journée. A mesure que ces excitations augmentent, l'acidité s'élève également. Comme ici, le combustible ordinaire, les aliments, font défaut, c'est l'organisme lui-même qui fournit les éléments de la combustion : il y a donc autophagie.

La réaction acide de l'urine dans l'abstinence permet d'expliquer pourquoi cette même réaction se produit dans diverses conditions physiologiques ou pathologiques.

Ainsi il y a autophagie comme dans l'abstinence, lorsque sous l'influence de fatigues ou d'autres excitations violentes, on observe une réaction acide avant déjeuner chez des personnes qui ont habituellement une réaction neutre ou alcaline.

C'est un fait de même ordre qui se passe chez les herbivores que l'on soumet à l'abstinence : la réaction de l'urine est alors acide.

Il en est de même pour le lapin ; la réaction de l'urine devient rapidement acide si l'on place un vésicatoire ammoniacal sur le dos de cet animal (Combescure)[1].

Les grands traumatismes rendent également l'urine acide chez les herbivores.

Comme nous le dirons plus loin, c'est encore par l'autophagie qu'on peut expliquer l'acidité élevée chez les femmes qui ont supporté pendant un certain temps les douleurs de l'accouchement.

Passant à la pathologie, nous voyons chez les malades en proie à la fièvre et soumis à la diète, une acidité considérable de l'urine ; dans ces cas, il y a aussi une combustion autophagique.

Et de même que chez un sujet bien portant, le degré

[1] Thèse de Montpellier, 1858.

10   4

d'acidité de l'urine fait connaître le degré d'activité des
fonctions nutritives ; de même chez les malades consumés
par la fièvre, la détermination de l'acidité de l'urine don-
nera la mesure et la marche plus ou moins rapide de
l'amaigrissement et de la désassimilation.

F. *Alimentation copieuse*. — Nous n'en dirons qu'un
mot. Le 8 décembre, l'appétit étant surabondamment ai-
guisé par une abstinence de 40 heures, nous avons fait
deux repas copieux. Aussi l'acidité a-t-elle été ce jour
de $1^g,90$ de potasse.

Ce résultat n'a rien de surprenant pour nous qui avons
trouvé une recrudescence d'acidité après les repas. Nous
avons démontré aussi que l'acidité de l'urine est plus considérable chez les individus qui ingèrent une grande quantité d'aliments et dont les fonctions digestives se font avec
une grande activité.

Pour Bence Jones, il en est autrement ; l'acidité, élevée
et uniforme pendant l'abstinence, tomberait immédiatement après l'ingestion d'aliments ; cette décroissance de
l'acidité serait même plus marquée après une alimentation animale qu'après une alimentation végétale.

G. — *Alcool*. — Nous avons pris le 31 décembre 100
grammes d'eau-de-vie. Pour obtenir l'influence isolée et
complète de cet agent, nous l'avons ingéré à 5 h. du
matin ; nous avons sécrété 500^{cc} d'urine de 5 h. à 11 h. ;
acidité p. 50^{cc} 5^{cc} de solution, acidité totale 0,34 de potasse.

Les deux jours précédents sous l'influence d'une quantité d'eau égale à celle de l'eau-de-vie, l'urine excrétée
a été de 300^{cc} ; l'acidité relative 4^{cc} de solution et l'acidité
totale 0,16 de potasse.

Ainsi d'après cette expérience l'acidité de l'urine a été sous l'influence de l'alcool deux fois plus considérable que sous l'influence de l'eau.

Sous l'influence de 100 g. d'eau-de-vie, la combustion augmente donc au lieu de diminuer ; l'alcool devrait donc conserver son ancienne dénomination d'excitant diffusible, de stimulant que les recherches de Lallemand et Perrin tendaient à lui enlever.

Rabuteau [1] rapporte aussi une expérience d'après laquelle l'alcool pris à la dose de 200 g. diminuerait l'urée, l'acide carbonique et abaisserait la température.

Au contraire, d'après Liebig, Hepp, Hirtz Schulivius, Bouchardat, l'alcool serait un aliment thermogène.

V

INFLUENCE DU TRAVAIL INTELLECTUEL SUR L'ACIDITÉ DE L'URINE

Bien que nous n'ayons pas d'expérience précise à rapporter pour le travail intellectuel, il n'est pas douteux pour nous que l'acidité de l'urine augmente sous cette influence.

Nous avons observé en effet plusieurs fois un degré élevé de l'acidité après des séances d'études où les fonctions intellectuelles avaient été particulièrement en jeu ; il est bien entendu que nous n'admettons comme con-

---

[1] *Éléments de thérapeutique et de pharmacologie* (1875).

cluantes que les observations faites à jeun, alors que l'influence du travail intellectuel peut être isolée de celle toute-puissante des aliments.

L'acidité de l'urine doit augmenter par ce fait que lorsqu'on se livre à l'étude avec ardeur, par exemple, la circulation et les autres fonctions se font avec activité. D'ailleurs, il se produit plus d'acide phosphorique par l'excitation cérébrale elle-même.

Byasson n'admet pas cette influence du travail intellectuel sur la réaction de l'urine ; il a trouvé 0,11 de potasse pour l'acidité de l'urine pendant le travail intellectuel et le même chiffre par le repos de l'esprit.

Nous ne nous expliquons ni ce degré si faible de l'acidité, ni cette identité absolue entre les deux nombres, obtenue avec un procédé aussi défectueux que celui qu'a employé l'auteur.

VI

INFLUENCE DU TRAVAIL MUSCULAIRE

Nous avons fait une seule expérience de travail musculaire, mais nous la croyons concluante ; c'est une marche d'environ 65 kilomètres.

Nous avions pour compagnons de route MM. Garin et Léon Blanc, alors internes de la Charité. Qu'ils veuillent bien accepter ici l'expression de notre vive gratitude et nous pardonner les fatigues qu'ils ont éprouvées dans cette circonstance. Car nous devons le dire, pour préciser les conditions de notre expérience, nous avons été pris d'une fatigue extrême, et nous n'avons pu arriver au terme du trajet que nous nous étions proposé de parcourir, la distance de Saint-Etienne à Lyon.

Voici les chiffres d'acidité que nous avons trouvés le 3-4 novembre, jour de la course, et les jours suivants :

Gar.		dont la moyenne d'acidité est	1.66
— 3-4 novembre	—	—	1.90
— 4-5 —	—	—	3.45
— 5-6 —	—	—	2.12
— 6-7 —	—	—	1.70
— 7-8 —	—	—	1.60
Bl.		dont la moyenne d'acidité est	1.38
— 3-4 novembre	—	—	1.72

Le 4 novembre, M. Blanc a dû se rendre à l'hôpital de la Croix-Rousse, où il avait été appelé comme interne. Nous n'avons observé chez lui, le 4-5 novembre, qu'une émission d'urine : l'acidité était très élevée.

Fust.		dont la moyenne d'acidité est	1.12
— 3-4 novembre	—	—	1.40
— 4-5 ...	—	—	3.34
— 5-6 —	—	—	1.94
— 6-7 —	—	—	1.40
— 7-8 —	—	—	1.22

On le voit, ce n'est pas le jour même du travail musculaire que l'acidité de l'urine est le plus élevée, c'est le lendemain. Ce résultat est d'autant plus remarquable que la journée du lendemain nous l'avons consacrée presque tout entière au repos et que notre alimentation a été peu copieuse.

Pourquoi n'avons-nous pas eu une acidité plus considérable le jour de la course? C'est probablement à cause de l'élimination des acides par les sueurs, qui ont été abondantes, surtout au commencement de la marche.

L'influence de cette expérience se fait sentir pendant quatre jours.

On se rend aisément compte de ce qui s'est passé. Les combustions du muscle à l'état de contraction sont bien plus vives qu'à l'état de repos. Cl. Bernard et Brown-Séquard ont vu que le sang en retour des muscles vivement excités est noir et chargé d'acide carbonique. Il se produit aussi, par un travail prolongé des muscles, divers autres acides, et spécialement de l'acide sarcolactique. Le suc musculaire alcalin à l'état normal devient acide par la fatigue musculaire ; à cet état il ne peut plus remplir ses fonctions, la myosine et la syntonine se coagulent.

Nous avons bien observé ces faits, mes amis et moi, nous ne saurions les oublier.

Nous n'avions ressenti, jusqu'à 5 kilomètres avant de nous arrêter, qu'une raideur un peu douloureuse, mais supportable des muscles des mollets et des cuisses. Mais plus tard, les muscles du bras ont été pris à leur tour ; tous nos muscles étaient douloureux, durs comme à l'état de contraction. Les articulations ne jouaient que difficilement, nous ne faisions plus que des pas excessivement petits. Les muscles du bras étaient rétractés, l'avant-bras dans la flexion, les mouvements provoqués nous arrachaient des cris.

L'acidité de l'urine si élevée le lendemain de la course tient certainement à l'élimination de l'acide sarcolactique et des autres acides formés par le travail musculaire. Cette élimination se continue jusqu'au quatrième jour. Nous ferons une courte digression dans le domaine thérapeutique. Le fait que la fatigue musculaire provient de l'acidité du suc musculaire paraissant démontré, puisqu'on peut la produire instantanément par une injection d'acide lactique dans le tissu du muscle, on se demande naturellement s'il ne serait pas indiqué de neutraliser l'acide par les alcalins, le bicarbonate de soude, par exemple, qui agit rapidement. Nous nous étions proposé de faire cette expérience, nous regrettons beaucoup de ne l'avoir pas faite.

Voici ce que nous avons trouvé dans les auteurs à propos de l'influence musculaire sur l'acidité de l'urine. Byasson a observé sur lui-même une acidité correspondant à 0 gr. 30 de potasse, tandis qu'il n'avait que 0 gr. 11 dans le repos au lit. Klüpfel a également trouvé une augmentation de l'acidité après le travail musculaire.

Sawicki n'a pu constater un résultat appréciable. Robin va plus loin; d'après lui il existe une cause d'alcales - cence des urines par les alcalis fixés, indépendante de l'alimentation, cette alcalescence apparaît par exemple à la suite d'exercices violents. Il en est de même pour Legué.

VII

INFLUENCE DE LA SUDATION

La sécrétion de la sueur et celle de l'urine qui sont des humeurs analogues, paraissent se suppléer ; l'une augmente quand l'autre diminue. En est-il de même pour l'acidité ? Si les sueurs sont abondantes, l'excrétion de l'acidité par les reins est-elle diminuée ? C'est ce que tend à prouver l'expérience suivante.

Le 12 décembre à 11 heures du soir, nous avons pris ane forte infusion de jaborandi ; une ou deux minutes après, nous avons senti une moiteur au front, à la poitrine et surtout aux lombes. Bientôt les sueurs ont été extrêmement abondantes sur tout le corps et elles ont duré jusqu'à 6 heures du matin. La salivation a aussi été intense.

Avant de prendre le jaborandi,

A 11 h. l'acidité p. 50 cc corresp. à 18 cc de notre solut.
Le 13 décembre, à 1 h. matin, — — 5 —
— à 4 h. — — — 3 —
— à 8 h. — — réaction neutre.

Nous devons rappeler ici ce que nous avons dit, que le maximum de l'acidité de l'urine a lieu après le repas du soir et qu'en faisant des excrétions multiples, l'urine diminuerait graduellement d'acidité pendant la nuit.

Ici, nous avons eu 3 émissions d'urine après 11 heures ; l'acidité de l'urine devait donc diminuer par ce fait.

Malgré cette observation, l'influence du jaborandi reste décisive ; dans l'espace de 2 heures, en effet, l'acidité de 18 tombe à 5, moins du tiers. Cette influence se fait d'autant mieux sentir que l'urine, excrétée en petite quantité, était concentrée et devait être par là même acide; d'un autre côté, l'acidité devait être élevée à cause du malaise insupportable et de l'insomnie complète que nous avons éprouvés pendant toute la nuit.

Cette expérience nous permet donc de conclure que l'augmentation des sueurs diminue l'acidité de l'urine.

Les auteurs Andral, Ch. Robin, admettent au contraire une augmentation de l'acidité de l'urine sous l'in-

fluence de la diaphorèse. D'après eux, l'urine augmen-
terait d'acidité, parce qu'elle serait plus concentrée.

Mais dans la diaphorèse, il ne s'échappe pas seulement
de l'eau, il s'échappe aussi par cette voie supplémentaire
une grande quantité d'acides, acide urique, formique,
propionique, sudorique, etc.

La spoliation des acides par la sueur ne doit donc pas
être négligée chez les malades atteints de diathèse urique ;
mais il ne faut pas provoquer les sueurs par des exercices
violents, ce qui est cependant généralement recommandé.
Par les exercices violents, en effet, il se forme plus
d'acides qu'il ne s'en échappe ; il faut donc exciter la
transpiration par la chaleur.

Nous apprenons au moment de livrer notre travail à
l'impression que M. Sasseski [1], de Saint-Pétersbourg, a
aussi constaté la diminution de l'acidité de l'urine sous
l'influence de la sudation. Les sueurs ont été provoquées
par la pilocarpine, les bains de vapeur, et, ce qui est
plus surprenant, par des bains chauds à 41°5 centigrades.
Nous ne concevons pas en effet comment ces derniers
bains ont pu être supportés par une femme et par un
jeune homme de 17 ans.

VIII

INFLUENCE DES BAINS SIMPLES

L'influence du bain sur la réaction de l'urine est certaine pour les auteurs. Homolle, Hébert, Ch. Robin, tous
affirment que l'urine est alcaline après un bain simple.

[1] *Medicinische Wochenschrift*, Saint-Pétersbourg, 25 janvier 1879.

Or, nous avons pris un premier bain à 35°34, 33°, d'une heure, de 5 à 6 heures du soir. Avant ce bain, l'acidité de 50^{cc} d'urine correspondait à 14^{cc} de notre solution ; après le bain, l'acidité était un peu inférieure, elle était à 10^{cc}.

Mais cette diminution de l'acidité avant le dîner est tout à fait normale, et le bain n'a produit ici aucune influence appréciable.

Pour expliquer la réaction alcaline après le bain, les auteurs sont partagés. Ch. Robin admet l'absorption de l'eau, mais il est acquis aujourd'hui que cette absorption ne se fait pas d'une manière sensible. D'après Hébert, cette réaction est due à ce que sous l'influence de la température du bain et à cause de la plus grande activité de la respiration, la combustion est plus grande, d'où formation de carbonate de soude.

D'après la théorie d'Hébert, qui fait jouer un grand rôle à la température du bain, nous pouvions craindre que notre premier bain n'ait pas été assez chaud. Nous en avons donc pris un deuxième à 38°, température que nous n'avons pu supporter qu'avec beaucoup de peine. Malgré une céphalalgie violente, nous sommes resté une heure dans ce bain. Nous avions 25 à 28 respirations, un pouls à 110, 115.

Voici l'acidité de l'urine aux diverses émissions exprimées en c.c. de solution :

A l'état normal, l'acidité diminuant avant le dîner, nous aurions dû avoir à sept heures un chiffre d'acidité

A 5 heures du soir, 13
A 6   —   —   9 avant le bain.
A 7   —   ...   12 après le bain.
A 10 —   —   15 digestion du dîner.

inférieur à 9. L'urine excrétée après le bain, loin d'être alcaline, est donc beaucoup plus acide qu'elle le serait à l'état normal.

Comme Hébert, nous admettons une augmentation de la combustion ; mais, comme nous l'avons démontré, les combustions organiques et l'acidité de l'urine sont dans un rapport direct et marchent ensemble. Pendant un bain chaud, la combustion augmente ; il en est de même de l'acidité de l'urine.

IX

ACIDITÉ DE L'URINE DANS LA GROSSESSE, PENDANT ET APRÈS L'ACCOUCHEMENT

a — Grossesse. — Nous avons observé à la clinique obstétricale l'urine de cinq femmes enceintes, à sept, huit mois de leur grossesse, deux étaient à terme. L'acidité de vingt-quatre heures a varié de 0 g. 90 à 1 g. 50. D'après ces chiffres, on ne peut conclure à une influence quelconque de la grossesse. C'est une acidité assez faible, s'expliquant par le repos et une alimentation peu abondante.

b — Pendant l'accouchement. — L'acidité de l'urine augmente de plus en plus à mesure que les douleurs s'accroissent. L'acidité est très élevée si l'accouchement est long. Nous avons déjà parlé de ce fait et nous avons expliqué par l'autophagie cette acidité qui provient ainsi de l'organisme sans aliments.

c — Après l'accouchement. — Sur dix urines de nouvelles accouchées et dans les deux premiers jours de l'accouchement, nous avons trouvé une acidité faible ; trois fois même l'urine a été neutre. Cette acidité peu élevée est due sans doute à la diète et au repos.

CHAPITRE III

Nous avons expérimenté sur nous-même et sur les malades suivants :

Salle Sainte-Élisabeth (clinique médicale, hommes).

Nᵒ 9. — 28 ans, *diabète sucré*, excrétant environ 60 gram.
d'urée et de 300 à 480 gr. de glycose. — Poids
moyen : 56 kil.

Nᵒ 12. — 35 ans, *diabète sucré*, excrétant de 40 à 50 gram.
d'urée et de 400 à 600 gr. de glycose — Poids
moyen : 68 kil.

Nᵒ 13. — 55 ans, *diabète sucré*, 30 gr. d'urée, 300 à 400 gr.
de glycose. — Poids moyen : 60 kil.

Nᵒ 42. — 49 ans, *diabète insipide*, excrétant de 4 à 7 litres
et demi d'urine et 20 gr. d'urée.

Nᵒ 46. — 41 ans (*petit mal*) avec un certain degré de po-
lyurie.

Nᵒ 36. — 52 ans, *tumeur ostéoïde du sternum*. État général
bon.

Nᵒ 33. — 25 ans, *sciatique rhumatismale*, bien portant d'ailleurs.

N° 23. — 41 ans, *phtisie pulmonaire ;* vaste caverne du côté gauche, quasi apyrexie.

N° 32. — 31 ans, *goître exophtalmique* stationnaire.

N° 35. — 40 ans, *insuffisance aortique* compensée.

N° 39. — 48 ans, *néphrite interstitielle ;* hypertrophie du cœur et dyspnée urémique.

N° 21. — 52 ans, *anémie grave* consécutive à une cachexie paludéenne ancienne. Mort.

N° 14. — 47 ans, *anémie paludéenne* avec un certain degré d'anasarque.

N° 15. — 35 ans, *hémiplégie syphilitique.*

N° 51. — 29 ans, *syphilis cérébrale.*

N° 3. — *Calcul vésical.*

N° 30. — *Méningite de la base de l'encéphale.*

N° 45. — 24 ans, *fièvre typhoïde* de moyenne intensité, et avec rechute précoce.

N° 15. — 29 ans, *fièvre paludéenne quarte.*

N° 25. — 24 ans, *rhumatisme articulaire* subaigu.

N° 27. — 29 ans, Id.

N° 2. — 29 ans, *pneumonie franche.*

N° 7. — 31 ans, *pneumonie franche,* suivie de thrombose de la veine fémorale gauche.

N° 28. — 40 ans, *pleuro-pneumonie* gauche.

N° 27 bis. — *Congestion hépatique* avec fièvre.

Nous avons observé un certain nombre d'autres malades, mais seulement pendant peu de jours.

ī

INFLUENCES MÉDICAMENTEUSES

A. *Acide chlorhydrique.* — Nous avons pris 2 grammes d'acide chlorhydrique à deux reprises, le 3-4 décem bre et le 21-22 février. Cet acide a été ingéré dans les vingt-quatre heures, surtout aux repas. Sous cette influence, l'acidité de l'urine a augmenté de 0 gr. 70 de potasse dans la première expérience et de 0 gr. 76 dans la deuxième. Le lendemain, dans les deux cas, l'acidité a été encore un peu plus élevée qu'à l'état normal.

Chez le n° 46, la même dose d'acide chlorhydrique continuée pendant quatre jours n'a pas produit un effet aussi marqué. L'augmentation de l'acidité a été de 0 gr. 30 environ les premiers jours et de 0 gr. 50 le quatrième. Peut-être le malade n'a-t-il pas pris toute la dose du médicament.

Évidemment les 2 grammes d'acide chlorhydrique ne passent pas dans l'urine ; s'il en était ainsi, nous aurions dû observer chez nous une acidité deux fois plus élevée. Cet acide, d'après Rabuteau, se transformerait en chlorure de sodium dans l'économie, et agirait dans l'hématose et la nutrition. Peut-être est-ce ainsi qu'il augmente l'acidité de l'urine. D'après Mialhe, les acides minéraux disparaîtraient dans l'économie en se combinant avec l'albumine des humeurs.

B. *Acide citrique.* — Le 23-24 novembre sous l'influence de 6 grammes d'acide citrique nous avons observé chez nous une augmentation de l'acidité de l'urine de 1 gramme de potasse ; le lendemain, 24-25 novembre, avec 8 grammes de cet acide, l'augmentation a été de 1 gr. 22.

Enfin le 10-11 décembre, sous l'influence de 15 grammes, augmentation de l'acidité de 1 gr. 85.

Chez le n° 46, sous l'influence de 5 grammes d'acide citrique pendant quatre jours, l'augmentation de l'acidité a été de 0 gr. 50 environ.

Plus tard, chez le même malade, 10 grammes d'acide ont produit une augmentation d'au moins 2 grammes.

Tout l'acide citrique ingéré ne passe certainement pas dans l'urine. S'il en avait été ainsi, sous l'influence de l'acide citrique, l'acidité de l'urine aurait été chez nous d'au moins 14 grammes. Il était donc naturel de se demander si de faibles doses d'acide citrique ne se brûleraient pas dans l'économie, et, en se transformant en carbonate de soude, ne diminueraient pas l'acidité de l'urine. Or, sous l'influence de 1 ou 2 grammes de cet acide, nous n'avons obtenu aucun effet appréciable.

D'après Wohler, l'acide citrique passerait dans l'urine sans altération.

C. *Citrate de soude.* — Nous avons ingéré le 14 janvier, 20 grammes de citrate de soude : l'acidité de l'urine a été abaissée d'environ 0 gr. 40 ; le lendemain de cette expérience l'acidité a subi une diminution de plus de 0 gr. 90 de potasse ; acidité normale le surlendemain. On sait que le citrate de soude se transforme dans l'économie en carbonate de soude.

A. *Acide salicylique.* — Sous l'influence de 7 grammes de cet acide nous avons obtenu le 21-22 décembre une augmentation d'acidité de 1 gr. 25 de potasse ; le lendemain augmentation de 1 gr. 35 ; acidité normale le surlendemain. Une partie de l'acide salicylique passe dans l'urine et une autre partie se transforme en acide salicylurique.

E. *Salicylate de soude.* — Nous avons pris 8 grammes de salicylate de soude le 17-18 décembre ; sous cette influence, nous avons constaté une légère augmentation de l'acidité.

Chez les malades, surtout chez les diabétiques, le sali-cylate de soude a produit les effets les plus intéressants. Ainsi 10 grammes de ce sel chez le n° 12 ont augmenté l'acidité de l'urine d'environ 7 grammes de potasse et cela pendant trois jours. Retour à l'acidité normale le jour même de la suppression du médicament. Cette aug-mentation de l'acidité a coïncidé avec un abaissement de l'urée. Chez le n° 13, effet analogue, mais moins marqué.

Le salicylate a été donné une deuxième fois chez le n° 12, mais cette fois concurremment avec 0 gr. 25 d'opium. Sous cette influence combinée, diminution pa-rallèle et progressive du sucre, de l'urée, de l'eau et de l'acidité.

Nous avons constaté à diverses reprises chez le n° 33, rhumatisant apyrétique, une diminution de l'acidité de 2 grammes. Cette diminution a coïncidé avec une amélio-ration considérable.

Chez les rhumatisants avec fièvre M. Caizergues, de Montpellier, a observé aussi une diminution de l'acidité.

F. *Acide benzoïque*. — A la dose de 10 grammes l'acide benzoïque a augmenté chez nous l'acidité d'environ 1 gramme ; le lendemain, 10 janvier, augmentation de 0 gr. 70 ; acidité normale le 11.

G. *Benzoate de soude*. — Chez le n° 33 le benzoate de soude a diminué les douleurs moins nettement que le sa-licylate ; l'acidité de l'urine a été abaissée aussi d'une plus faible quantité.

L'administration du benzoate au n° 25 (rhumatisme subaigu) a produit une diminution de l'acidité d'environ 0,50. L'acidité a été abaissée dans les mêmes proportions chez un phtisique avec fièvre ; la température est également tombée.

Ces résultats montrent que le benzoate de soude est un antipyrétique du même genre que le salicylate.

H. *Iodure de potassium.* — Sous l'influence de 6 grammes d'iodure de potassium, l'acidité de l'urine a passé chez le n° 51 de 2 gr. 40 à 3 gr. 60. Cet effet, d'ailleurs passager, n'a pas été aussi accusé, à d'autres reprises, chez le même malade. Chez le n° 36, nous avons constaté, de la manière la plus nette l'élévation du chiffre de l'acidité sous l'influence combinée de la suppression du bromure de potassium et de l'administration de l'iodure de potassium.

I. *Bromure de potassium.* — L'influence de ce sel a paru se manifester par la diminution de l'acidité de l'urine.

Ainsi, chez le n° 36, dont il vient d'être question, le bromure à la dose de 8 grammes a abaissé de près d'un gramme l'acidité. Lors de la suppression du bromure (12 grammes) l'acidité de l'urine chez le n° 42 s'est élevée brusquement de plus de 2 grammes au-dessus de la normale.

J. *Noix vomique.* — Vingt gouttes de teinture de noix vomique données au n° 32 ont élevé l'acidité de l'urine de 1,92 à plus de 3 gr. le 1er jour de l'administration de ce médicament ; cet effet n'a pas persisté. Chez d'autres malades, la noix vomique ne s'est d'ailleurs pas montrée aussi efficace.

K. *Alcalins.* — Nous avons pris du bicarbonate de soude à deux reprises : au mois de novembre, pendant trois jours du 14 au 17, aux doses croissantes de 4, 5 et 6 gr. Comme nous l'avons dit plus haut, l'acidité de l'urine a été influencée dans les mêmes rapports qui existent entre les doses ; ainsi nous avons eu successivement une acidité de 0 gr. 86. 0,79 et 0,73.

Nous n'avons pas constaté, comme Ralfe, une augmentation d'acidité le lendemain de l'ingestion du bi ar bonate.

C'est pour constater cette augmentation de l'acidité le lendemain de l'expérience que nous avons pris, le 30 janvier une nouvelle dose de 6 gr. de bicarbonate de soude. L'effet a été sensiblement le même que le 17 novembre ; acidité à 0 gr. 76, le 31 janvier acidité normale.

D'après ces expériences, il n'est donc pas douteux que l'acidimétrie urinaire pourrait donner des indications très précises dans l'administration des alcalins ; elle permettrait de mesurer et de graduer les effets puissants de ces agents, dont l'administration brutale est souvent nuisible.

Il n'est peut-être pas inutile non plus de faire remarquer combien est exact ici le dosage de l'acidité de l'urine.

II

INFLUENCES MORBIDES

a. — *Fièvre.* — Nous avons dit que l'acidité de l'urine était souvent en rapport avec la fréquence du pouls. Que devient l'acidité dans la fièvre ? Chez les malades pyrétiques, nous avons toujours trouvé l'urine très acide, notamment chez les nos 2, 7, 28, 27 *bis*. Il existait souvent dans ces cas, des sédiments d'acide urique. Mais chez ces malades nous n'avons observé que l'urine du matin, en sorte que nous ne pouvons dire si l'acidité absolue des 24 heures était augmentée ou diminuée. Nous avons constaté dans un seul cas chez le n° 45, que l'acidité des 24 heures était plus élevée dans la fièvre qu'à l'état normal ; l'acidité était plus intense spécialement lorsqu'il n'y avait pas de rémission matinale ; sous l'influence du sulfate de quinine, l'acidité baissait parallèlement avec la température.

Neubäuer et Vogel disent au contraire que dans les maladies aiguës, l'acidité des 24 h. est plus faible qu'à l'état normal. Cela peut être vrai pour les rhumatisants qui ont des sueurs abondantes. Mais je doute qu'il en soit de même pour les malades qui suent moins, comme les typhiques, les pneumoniques ; si la moyenne de la quantité d'urine est chez ces derniers malades de 1080^{cc}, comme le dit Scheube[1], l'acidité de la journée doit être chez eux plus élevée qu'à l'état normal.

A la chute de la température, l'acidité baisse aussi brusquement. C'est ce que nous avons spécialement observé chez un enfant pneumonique du service de M. Perroud (salle Saint-Ferdinand, n° 4) ; la réaction élevée pendant la période de fièvre, est tombée avec la température et est restée pendant les deux premiers jours de la convalescence voisine de la neutralité. Il n'en a pas été de même pour le n° 45 (salle Sainte-Elisabeth), dont la convalescence est arrivée lentement et graduellement.

Au début de la convalescence, à la chute du pouls et de la température, M. Gubler a observé une réaction neutre

[1] (Arch. der Heilk. XVII, p. 185).

ou alcaline. Nisseron a aussi constaté ce fait. Nous croyons que cette réaction que les auteurs n'expliquent pas, provient de ce que les malades ne sont plus consumés par la fièvre, qu'ils gardent le repos et qu'ils sont encore privés d'aliments. Il existe alors une période de transition entre l'acidité anormale, autophagique de la fièvre, et l'acidité normale qui est sous la dépendance des aliments. On peut rapprocher cette réaction de celle qui existe chez les personnes saines à jeun et chez les femmes dans les premiers jours de l'accouchement.

b. — *Calcul urinaire.* — Chez le n° 3, atteint de cette maladie, nous avons constaté une acidité aussi élévée que chez les malades pyrétiques; nous n'avons pas dosé l'acidité des 24 heures.

c. — *Rachitisme.* — Deux enfants de 5 ans du service de M. L. Meynet (salle Sainte-Aline, n°ˢ 13 et 15), rachitiques à un degré notable et à la période d'état, nous ont présenté une acidité aussi intense que chez les adultes en proie à la fièvre.

d. — *Anémie grave consécutive à l'impaludisme.* — Nous avons observé le n° 21, atteint de cette maladie les 7 jours précédant sa mort. L'acidité de l'urine assez élévée les premiers jours a graduellement diminué jusqu'à la réaction neutre qui est arrivée la veille du dénouement fatal. L'urée a subi une diminution parallèle.

e. — *Diabète sucré.* — Les trois diabétiques de la salle Sainte-Elisabeth n°ˢ 9, 12 et 13, nous ont présenté une acidité de l'urine énorme, correspondant à 6, 8, jusqu'à 12 et 14 grammes de potasse. On pourrait peut-être nous objecter ce fait que d'après certains auteurs, l'urine des diabétiques subirait rapidement la fermentation acide. Mais nous avons déjà dit qu'ayant dosé à plusieurs reprises chez ces malades, l'acidité de l'urine au moment de l'émission et après 24 heures, nous avions trouvé identiquement le même chiffre.

Un autre fait intéressant a été constaté chez ces malades par M. le professeur Lépine, c'est la fréquence du pouls, qui s'élève à 90, 95 pulsations par minute. C'est une nouvelle preuve que le pouls et l'acidité de l'urine marchent parallèlement.

Ces résultats rappellent la théorie chimique du diabète conçue par Mialhe, et d'après laquelle le diabète serait dû à une alcalinité du sang plus faible qu'à l'état normal et serait guéri par les alcalins. Mialhe n'avait observé directement ni la réaction du sang ni la réaction de l'urine, mais il avait été amené à concevoir qu'il existait dans le diabète une surabondance d'acides par ce fait, démontré par Chevreul, que telles substances qui ne se décomposeraient pas au milieu de l'atmosphère dans un temps déterminé, s'y décomposent plus ou moins vite dans ce même laps de temps, si elles sont mises en contact avec des dissolutions alcalines. Donc, disait Mialhe, les alcalins sont des agents puissants d'oxydation; et la glycosurie ne peut exister que par le défaut de ces agents.

Le fait de l'élévation énorme de l'acidité chez les glycosuriques ne peut être apporté en faveur de la théorie de Mialhe, car nous ne savons pas si ce caractère de l'urine persiste dans la période d'autophagie du diabète. Il est même probable qu'il ne persiste pas, et que si l'acidité est si intense chez nos diabétiques, cela provient de la quantité d'aliments que ces malades ingèrent. Nous avons dit ailleurs que le chiffre de l'acidité était spécialement en rapport avec les fonctions digestives de l'individu; or le n° 12, par exemple, qui présente une acidité quatre, cinq fois plus considérable qu'à l'état normal, mange douze à quatorze rations de viande et boit quatre à cinq litres de vin par jour.

f — Diabète insipide. — Chez le n° 42, l'acidité de l'urine est normale, elle ne dépasse presque jamais 2 grammes de potasse. La quantité d'urine est cependant chez lui aussi élevée que chez les n°ˢ 9 et 12.

CONCLUSIONS

De l'ensemble de notre travail il résulte que l'on peut grouper ainsi les diverses conditions dans lesquelles on trouve une réaction acide, une réaction neutre ou alcaline.

L'urine est acide à l'état normal. De neutre ou alcaline qu'elle est avant le déjeuner, elle devient acide après une alimentation surtout animale; l'acidité augmente à mesure que la digestion s'accomplit; la digestion terminée, l'acidité diminue; si l'on avance ou si l'on retarde les repas, le summum de l'acidité avance ou retarde dans la même proportion; enfin nous avons trouvé une acidité plus élevée chez les individus qui ingèrent plus d'aliments. Nous pouvons donc légitimement appeler cette acidité de l'urine, acidité *alimentaire*.

En dehors de l'alimentation, nous avons trouvé l'urine

acide dans beaucoup de conditions anormales ou pathologiques; ainsi dans l'état d'abstinence prolongée,
chez les femmes pendant les douleurs de l'accouchement;
enfin l'urine est très acide dans la fièvre. Dans tous ces
cas, et ceci est d'une importance capitale, l'acidité ne
peut se produire qu'aux dépens de l'organisme lui-même :
c'est une acidité *autophagique*.

Nous avons trouvé la réaction neutre ou alcaline, à
la période la plus éloignée des repas, au début de l'abstinence, chez des femmes dans les deux premiers jours
de l'accouchement; dans tous les cas, en un mot, où il y
a diète et repos.

Ces faits étant connus et rapprochés, savoir, 1° que chez
l'homme sain, dans les diverses périodes de la journée l'acidité de l'urine marche avec le pouls ; que chez les malades avec fièvre, l'acidité marche avec la température ;
2° que l'acidité augmente par l'élaboration des aliments ;
3° que les corps acides sont considérés en chimie comme
le produit d'une oxydation avancée, nous pouvons syn-
thétiser le fonctionnement général de l'organisme et modifier ainsi la comparaison de Lavoisier : nous sommes
des foyers; le combustible est fourni par les aliments,
le pouls apporte l'oxygène et remplit le rôle du soufflet,
enfin l'acidité de l'urine est le produit de cette combustion, ce sont les cendres.

Dans les cas où il se forme de l'acidité par autophagie,
nous sommes alors, comme le dit Lavoisier, des combustibles qui brûlons et nous consumons.

Nous pouvons ajouter qu'*en général* les causes qui
augmentent ou diminuent l'acidité de l'urine, augmentent
ou diminuent les combustions organiques.

Nous avons soin de dire « en *général* », car il suffira de donner à l'organisme un excès de base pour voir ces produits directs de combustions acides complètement dissimulés. L'acide carbonique, par exemple, produit ultime de la combustion des matières organiques, apparaîtra à l'état de carbonate. C'est ainsi que l'acide citrique pris à l'état d'acide libre ou à l'état de citrate donne à l'urine des réactions différentes. L'acide citrique libre réagira sur l'équibre des bases et des acides de l'urine pour donner une réaction acide plus tranchée ; en présence de la soude, il fera du carbonate de soude à réaction alcaline.

Si donc l'acidité des urines donne une mesure des combustions organiques, c'est en admettant que la proportion des alcalis de l'organisme n'augmente pas pour dissimuler, par saturation, les termes d'oxydation avancée.

Peut-être trouverons-nous dans les considérations qui précèdent, l'explication de certains résultats obtenus par les auteurs. La plupart, en effet, trouvent l'urine plus alcaline après les repas. Le régime, surtout végétal, n'explique-t-il pas ces résultats ? La salade, les légumes renferment un excès d'alcalis combinés avec les acides organiques. La combustion de ces sels donne des carbonates. Dans ces cas, l'urine additionnée d'acide chlorhydrique dégage des quantités très notables d'acide carbonique, preuve de la combustion en présence des bases des sels à acides organiques.

Ces vues générales établies comme ressortant immédiatement de nos expériences, passons en revue les résultats principaux obtenus dans les diverses conditions physiologiques et pathologiques.

1° Contrairement à l'opinion généralement admise, l'urine est plus acide après les repas, le maximum de l'acidité se trouve vers 4 heures après le dîner ; l'urine du sommeil est assez acide, les auteurs sont unanimes sur ce point, mais aucun ne donne la véritable raison de cette acidité intense de l'urine de la nuit. Nous avons démontré que c'est pendant la nuit qu'il se forme le moins d'acidité par heure, et que si l'urine du sommeil est très acide, c'est parce qu'elle est concentrée, et qu'elle contient l'acidité formée pendant plusieurs heures. Chez plusieurs individus (les plus faibles) nous avons trouvé l'urine neutre ou alcaline, de 9 à 11 heures du matin, avant toute ingestion d'aliments.

2° Relativement au poids, chez les nouveau-nés, l'acidité de l'urine est, d'après nous, plus élevée que chez les adultes ; l'acidité absolue augmente avec l'âge jus-qu'à l'âge adulte, elle *paraît* diminuer chez les vieillards.

3° L'acidité de l'urine s'est élevée, chez nous, sous l'influence du régime lacté, des boissons abondantes, d'une alimentation copieuse et de l'alcool ; elle s'est abaissée par un régime surtout végétal, par un régime sec, et par l'abstinence.

4° Dans une expérience de travail musculaire poussée jusqu'à la fatigue extrême, l'acidité de l'urine a augmenté d'une faible quantité le jour même et d'une quantité consi-dérable le lendemain et le surlendemain de l'expérience ; cette influence s'est fait sentir jusqu'au 4° jour.

5° Contrairement à l'opinion des auteurs, le bain ne rend pas l'urine alcaline, et la sudation, loin d'augmenter l'acidité de l'urine, la diminue.

6° L'acidité de l'urine augmente par l'ingestion de

l'acide citrique, de l'acide salicylique, de l'acide benzoïque, de l'iodure de potassium et de la noix vomique; elle
diminue par le citrate de soude, le bromure de potassium
et les alcalins.

7° La fièvre augmente l'acidité relative de l'urine ;
l'acidité absolue nous a *semblé* aussi plus élevée dans cet
état pathologique.

8° L'acidité de l'urine est très intense dans le rachitisme.

9° Nous avons trouvé chez des diabétiques l'acidité de
l'urine généralement trois ou quatre fois plus élevée qu'à
l'état normal; acidité normale dans le diabète insipide.

Plusieurs des résultats que nous venons de rappeler
succinctement sont en désaccord avec les idées généralement admises. Nous avons discuté longuement, dans
le cours de notre travail, les points qui nous séparent
de nos devanciers. Assurément les contradictions rési-
dent dans les conditions différentes dans lesquelles les
observations ont été prises. Nous avons essayé souvent de
faire ressortir les causes probables de ces divergences.

Il est certain, comme l'a dit et répété souvent Cl. Bernard, que c'est souvent faute d'établir parfaitement le
déterminisme physiologique, que l'on arrive à des conclusions opposées.

Le soin que nous avons apporté dans notre étude nous
a-t-il prévenu contre toute interprétation hasardée et
donne t-il à nos conclusions un véritable poids ? Nous
osons l'espérer.

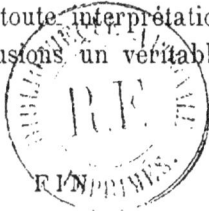

TABLE DES MATIÈRES

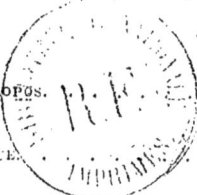

LYON — IMP PITRAT AÎNÉ, RUE GENTIL, 4

www.ingramcontent.com/pod-product-compliance
Lightning Source LLC
Chambersburg PA
CBHW050616210326
41521CB00008B/1271